TRAITEMENT

DE

L'OPHTALMIE GRANULEUSE

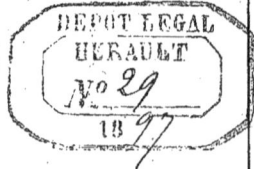

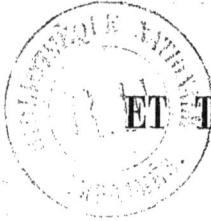

HISTORIQUE
ET TRAITEMENT RATIONNEL

PAR

Le Docteur Jean SEMPÉ

EX-AIDE DE PHYSIQUE
EX-AIDE DE CLINIQUE OPHTALMOLOGIQUE
INSPECTEUR-ADJOINT DE L'HYGIÈNE OCULAIRE DES ÉCOLES

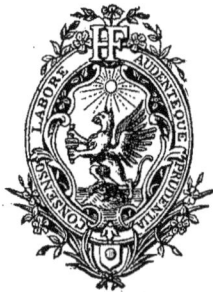

MONTPELLIER
IMPRIMERIE CENTRALE DU MIDI
(HAMELIN FRÈRES)

—

1897

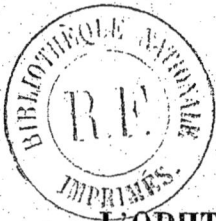

TRAITEMENT

DE

L'OPHTALMIE GRANULEUSE

TRAITEMENT

DE

L'OPHTALMIE GRANULEUSE

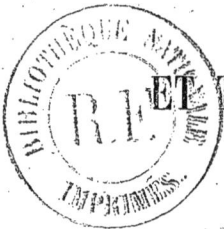

HISTORIQUE ET TRAITEMENT RATIONNEL

PAR

Le Docteur Jean SEMPÉ

EX-AIDE DE PHYSIQUE
EX-AIDE DE CLINIQUE OPHTALMOLOGIQUE
INSPECTEUR-ADJOINT DE L'HYGIÈNE OCULAIRE DES ÉCOLES

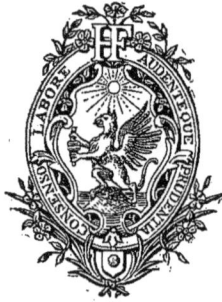

MONTPELLIER
IMPRIMERIE CENTRALE DU MIDI
(HAMELIN FRÈRES)

1897

A LA MÉMOIRE DE MA MÈRE

A MON PÈRE

A MES FRÈRES

A MON EXCELLENT AMI

LE DOCTEUR V. GAUJON

J. SEMPÉ.

L'ophtalmie granuleuse est une des questions les plus étudiées de l'ophtalmologie. Le traitement de cette affection a fait l'objet d'un nombre considérable de travaux originaux et de discussions au sein des Sociétés savantes.

Malgré cela, il nous a semblé qu'un travail d'ensemble comprenant un historique complet du traitement de l'ophtalmie granuleuse, suivi d'un exposé de la thérapeutique rationnelle de cette maladie, ne serait pas sans intérêt.

Pendant notre séjour à la clinique d'ophtalmologie de Montpellier, nous avons eu l'occasion d'observer et de soigner un grand nombre de granuleux, comme assistant particulier du service. Mettant à profit les connaissances et l'expérience acquises, nous avons eu pour but d'indiquer la méthode curative appliquée, dont les avantages nous ont paru incontestables.

Notre thèse se divise en deux grandes parties. La première partie est consacrée à l'historique du traitement des granulations. Nous nous sommes efforcé d'exposer aussi complètement que possible les diverses méthodes préconisées depuis la plus haute antiquité contre le trachome, essayant en même temps de rendre justice aux nombreux auteurs qui ont proposé ou recommandé ces méthodes curatives.

La deuxième partie a pour objet une esquisse du traitement de l'ophtalmie granuleuse, telle que nous la comprenons

Bien avant Sattler, Darier, Manolescu et d'autres, certains procédés analogues à ceux que préconisent ces auteurs ont été appliqués à la Clinique de Montpellier; nous les indiquerons, car leurs avantages sont évidents.

Nous devions présenter dans cette dernière partie une étude complète, une véritable mise au point de la thérapeutique du trachome. Mais, à la suite de circonstances particulières, le temps nous ayant manqué, nous avons dû nous contenter d'écrire un rapide aperçu de la question.

C'est notre maître, M. le professeur Truc, qui nous a donné l'idée première et le sens général de notre travail. Nous n'oublierons jamais ni son enseignement, ni sa bienveillance que nous avons pu apprécier pendant les années que nous avons passées, comme assistant, dans son service de clinique ophtalmologique ; qu'il soit assuré de notre vive gratitude.

Que M. le professeur Imbert veuille bien nous permettre de lui offrir l'expression de notre reconnaissance pour la sympathie avec laquelle il nous a toujours accueilli et guidé pendant le cours de nos études médicales.

Nous tenons aussi à remercier M. le professeur agrégé Lecercle, dont nous avons été le préparateur, de la sollicitude qu'il nous a témoignée.

TRAITEMENT

DE

L'OPHTALMIE GRANULEUSE

PREMIÈRE PARTIE

HISTORIQUE DU TRAITEMENT

CHAPITRE I

Historique du traitement médical des granulations

Les médecins grecs de la période hippocratique associaient les moyens curatifs médicaux au traitement chirurgical de l'ophtalmie granuleuse. Hippocrate frottait les conjonctives raclées avec des liquides contenant de la fleur de cuivre. Dans les cas de « granulations sarcomateuses » il appliquait sur les paupières de la « fleur de cuivre brûlée et finement pulvérisée ».

Galien et, avec lui, Scribonius Largus, Marcellus Empiricus, adversaires des procédés chirurgicaux, employaient presque exclusivement le traitement médical contre les granulations de la conjonctive, qu'ils désignaient sous le nom d'aspritudo, ou encore de scabrities, scabritiæ.

Celse distinguait deux formes d'ophtalmie : l'une aiguë ou subaiguë, susceptible de sécrétion légère, qu'il dénommait « lippitudo arida » ; l'autre chronique, ou période trachomateuse de l'affection. Dans le premier cas, tantôt il avait recours à de simples lavages et à des calmants, tantôt il prescrivait des collyres liquides ou secs, au cuivre, au zinc, au plomb ; les collyres demi-solides étaient appliqués sur l'œil au moyen de bâtonnets. Dans le deuxième cas, il pratiquait le raclage suivi de frictions.

Après Galien et Celse, les seuls documents historiques, du IIe au IVe siècle de notre ère, sont les cachets d'oculistes.

On sait que ces cachets étaient des tablettes de pierre gravées, sur lesquelles étaient inscrits le nom du praticien et la désignation des topiques oculaires employés.

Ces pierres, de forme quadrangulaire (le plus souvent une serpentine), ont été découvertes dans des régions différentes.

Caylus, Saxe, Walch, Tôchon d'Anneci, Rever, Bottin, Johanneau, Saint-Mêmin, Sichel, Déjarins, Warlomont, P. Thédenat, et d'autres encore, nous en font connaître un grand nombre. Espérandieu compte environ deux cents cachets.

Les cachets usités contre l'ophtalmie granuleuse portent, en général, le signe AD ASP (ad aspritudines), et à côté le topique indiqué par le praticien.

Trousseau (1), dans un article publié en 1889, cite un certain nombre de ces agents thérapeutiques.

Citons le « crocodes », mot qui signifie safran, et qui serait le safran de Mars ou sous-carbonate de fer ; le « dialepidos », à base d'oxyde de cuivre ; le « penicillium lene », petit pinceau enduit de vin miellé ; l' « evodes », collyre parfumé.

Marcellus Empiricus décrit trois cachets connus : le « dioxsus », à base de vinaigre ; le « charma », du mot grec qui signifie agréable, dont la constitution est la suivante : æris usti et loti (cuivre brûlé), tureæ arboris corticis, ammoniaci guttæ, gummi, le tout dilué dans de l'eau de pluie. Enfin cet auteur donne encore la composition du « diamysios » « quod facit ad aspritudines oculorum tollendas » : il était préparé avec le misy, substance métallique, dont nous ne connaissons pas exactement la nature, oxyde de mercure pour les uns, sous-sulfate d'oxyde de fer hydraté pour les autres. Dioscoride dit quelque part que le diamysios de Chypre mérite de beaucoup la préférence sur celui d'Egypte.

Galien recommande le « sphargis », mélange de cuivre brûlé, d'oxyde de zinc, de gomme d'acacia, de safran, d'opium et de gomme.

Sichel (2) enfin fait mention d'un cachet de Sextus Polennius Solemnis « ad aspritudines », indiquant le collyre « dyamisios ».

Après cette période, jusqu'au XVIᵉ siècle, nous ne rencontrons que les médecins arabes, la plupart fidèles aux méthodes de l'Ecole d'Alexandrie. Avicenne, en particulier, au Xᵉ siècle, préconisait déjà les préparations d'argent contre les granulations.

Furnari (3) décrit le traitement employé par les Arabes contre l'ophtalmie granuleuse, et cela de temps immémorial, même avant Averrhoës et Albucasis.

Les Arabes avaient cru remarquer que certaines chairs avaient la propriété de fortifier et d'éclaircir la vue ; et, parmi ces chairs d'animaux, ils préféraient surtout celles de la pie, de l'oie, de l'hirondelle, de la vipère, du loup, du bouc et des oiseaux de proie.

Cet auteur écrit encore que les Arabes avaient à leur service divers autres moyens : les uns recherchent les amulettes et les papiers mystérieux donnés par les talebs et les marabouts pour chasser le génie du mal ; les autres s'efforcent de soustraire l'œil à la lumière et le préservent du contact de l'air en le comprimant avec plusieurs compresses et de nom-

breux mouchoirs. Enfin les vrais musulmans ne font usage que
de la prière.

Nous arrivons à l'époque d'Ambroise Paré. L'ophtalmie
granuleuse était attribuée alors à l'introduction d'une « humeur
âcre et mordicante » dans les glandes des paupières. C'est
ainsi que la considérait Guillemeau, qui admettait que « ce
mal survient quelquefois sans aucune fluxion, ni cause mani-
feste (4). » Il prescrivait contre les granulations des collyres,
recommandés par Aëce, collyres composés de cuivre brûlé, de
myrrhe, d'opium, le tout dilué dans un lait de femme.

Au XVIIIᵉ et au XIXᵉ siècle, le traitement médical est
si varié, que, pour en faciliter l'étude historique, nous passe-
rons successivement en revue chacun des topiques employés.

I. COMPOSÉS CUIVREUX. — L'usage des sels de cuivre re-
monte à la plus haute antiquité. Nous avons vu qu'Hippocrate
employait, après avoir raclé les granulations, la fleur de cuivre liquide et la fleur de cuivre brûlée et finement pulvérisée
après l'excision des granulations.

Sévérus massait les conjonctives granuleuses avec une pommade à base de cuivre.

Les cachets d'oculistes romains indiquaient souvent le cuivre, seul ou associé à d'autres topiques.

Baudrimont et Duquenelle, ayant analysé des fragments
de collyres secs datant de l'époque romaine et découverts à
Reims, trouvèrent du cuivre mélangé à du plomb et du fer.
Guillemeau, contemporain d'Ambroise Paré, recommandait
un collyre au cuivre brûlé contre les granulations.

Le sulfate de cuivre a été de tout temps reconnu comme
un agent thérapeuthique puissant. Ce sel fut prescrit en cristal, en solutions, ou encore sous forme de pommades et de
glycérolés.

Lors de l'épidémie d'ophtalmie militaire en Europe, nous savons que le sulfate de cuivre fut fréquemment appliqué.

Jœger (5) frottait les paupières avec un cristal de sulfate de cuivre.

Hocken (6), Magaziner (7), Schmalz (8), vantaient son efficacité dans les formes chroniques de l'ophtalmie granuleuse.

Borlée (9), Ansiaux (10), le préféraient au nitrate d'argent, parce qu'il n'expose pas aux accidents redoutables produits par la cautérisation faite avec ce dernier sel.

Mackenzie (11) employait le sulfate de cuivre, soit solide, soit encore en solutions et en pommades.

Warlomont (12), Desmarres, Græfe, Fano, Hairion, Cuignet prescrivaient de même le sulfate de cuivre et alternaient parfois l'application de ce sel avec celle du nitrate d'argent.

Comme on le voit, ce caustique, d'origine lointaine, a toujours gardé un rang élevé dans la thérapeutique oculaire. Abadie le recommande encore en 1887, sous forme d'un glycérolé composé d'une partie de sulfate de cuivre pour huit parties de glycérine, et il l'applique après avoir scarifié les conjonctives (13).

Ce glycérolé était aussi préconisé par le Dr Rouquette (de Bône) et Collache le vante fort dans sa thèse (14).

Avant Abadie, M. le professeur Panas formulait le traitement par le sulfate de cuivre dans un article paru en 1880 (15).

A la Société française d'ophtalmologie en 1892, le Dr S. Christoff (de Sofia), indique le procédé suivant : après cocaïnisation, il racle les surfaces granuleuses avec un cristal de sulfate de cuivre coupé en biseau, et pour l'exploration des angles palpébraux, avec un crayon bien aiguisé du même cristal, jusqu'au saignement de la surface, et il lave après avec une solution d'iodure de potassium de 4 à 5 pour 100 (16).

Ce même auteur raconte que, dans les villages de Bulgarie, les paysans traitent eux-mêmes les granulations avec l'envers des feuilles rudes et saupoudrent après avec de la poudre de sulfate de cuivre ou d'alun. C'est là un vestige du traitement ancien perpétué par la tradition.

L'acétate de cuivre fut aussi employé par certains auteurs ; et parmi eux, Maître-Jan (17), l'appliquait contre les granulations, qu'il désignait parfois sous le nom de « dartre des paupières. » On sait que l'onguent ægyptiac, formé d'un mélange de cuivre et de miel, était très souvent mis en usage.

II. Nitrate d'argent. — Ce caustique était inconnu parmi les médecins grecs. Si les médecins arabes et surtout Avicenne employèrent l'argent en thérapeutique, le nitrate d'argent, proprement dit, ne fut mis en usage que beaucoup plus tard.

Saint-Yves (18) le premier essaya ce topique pour détruire les granulations de la conjonctive. Plus tard, Scarpa le prescrivait fréquemment dans les ulcères de la cornée (19).

Le nitrate d'argent fut appliqué sous forme de crayon solide, en solution plus ou moins concentrée, ou bien encore en pommades.

Pendant l'épidémie d'ophtalmie granuleuse qui régna en Europe dans la première moitié de ce siècle, le crayon de nitrate d'argent fut reconnu comme le moyen curatif le plus efficace par certains médecins tels que Fallot (20), Burckard-Eble (21), Fierens (22) et Loiseau (23) en Belgique.

Décondé (24) décrivait alors un porte-caustique destiné à atteindre toutes les portions de la conjonctive palpébrale.

Dans toutes les régions où l'ophtalmie pénétrait à la suite des armées, cette méthode de cautérisation était appliquée. Snabilié (25), Kest (26), en Hollande ; Müller (27), en Autriche ; les médecins militaires, en Espagne (28) ; Steinberg (29), Græfe en Allemagne, etc., en étaient partisans.

Græfe (30), qui pensait que la cautérisation au nitrate d'argent solide était indispensable, dès le principe et dans tous les cas d'ophtalmie granuleuse, conseillait, après l'application du sel lunaire, de neutraliser l'excès du caustique avec une solution salée et de faire ensuite de grands lavages.

Desmarres (31) neutralisait l'excès d'azotate d'argent au moyen d'une solution légère d'acide chlorhydrique.

Cette pratique de de Græfe et de Desmarres nous indique que des accidents avaient dû se produire. En effet, si la destruction des granulations était certaine, la muqueuse entière disparaissait de même. La cautérisation avait pour résultat la formation d'un tissu conjonctif de cicatrice, qui frottait contre la conjonctive bulbaire et la cornée, et provoquait les mêmes accidents que les granulations préexistantes.

Lawrence, d'Ammon, Yüngken, Blasius, Carron du Villards signalent l'ectropion, l'entropion, le trichiasis, comme conséquences de la disposition vicieuse des cicatrices dues aux agents chimiques.

Parmi ces agents chimiques, le crayon de nitrate d'argent produisait communément des brides cicatricielles, du symblepharon, de l'entropion, du trichiasis, du lagophtalmos et des taies de la cornée, comme l'indiquaient Cunier (32), Gouzée (33), Weiss (34), Desmarres (35), Fromont (36) et d'autres encore.

« Le trichiasis », dit Guyon (37), « fait le désespoir des malades qui se guérissent par l'arrachement des cils. » Plus loin cet auteur ajoute : « Les habitants se servent de la pierre infernale dans les ophtalmies chroniques. »

Certains praticiens s'efforcèrent de protéger les tissus sains en appliquant, après la cautérisation, de l'huile d'olives ou de l'huile d'amandes douces.

Vallez (38), par excès de prudence, enveloppait de linge fin le crayon d'azotate d'argent et le passait ainsi recouvert sur la partie qu'il voulait cautériser.

Desmarres (39) proposa des crayons mitigés de potasse

caustique à $\frac{1}{2}$, $\frac{1}{4}$, $\frac{1}{8}$, $\frac{1}{10}$, afin de pallier l'action trop énergique du sel.

On opposa alors au crayon solide les solutions de nitrate d'argent qui étaient déjà préconisées depuis quelques années contre les ophtalmies catarrhales, surtout par Græfe et Guthrie.

La solution étant plus ou moins étendue, la quantité de nitrate pouvait ainsi être dosée et sous cette forme, le sel pénétrait plus facilement dans les replis de la conjonctive.

Le nitrate d'argent est resté toujours depuis un caustique très utile qui fut vanté par de nombreux praticiens dans certains cas d'ophtalmie granuleuse. Nous ne citerons pas les auteurs nombreux qui l'ont dans la suite recommandé après en avoir constaté les succès.

III. Acétate et sous-acétate de plomb. — Cet agent thérapeutique fut préconisé par le Dr Buys en 1840 contre les granulations (40). Il avait déjà été employé en ophtalmologie par Jœrdens, en 1739 ; et Tittmann, en 1804, mélangeait l'acétate de plomb cristallisé avec partie égale d'axonge pour en enduire la conjonctive (41).

Dans la méthode de Buys, l'acétate de plomb neutre était porté sur la conjonctive au moyen d'un pinceau en poils de blaireau humecté d'eau claire. On touchait d'abord l'angle externe ; aussitôt, il y avait afflux de larmes qui transformaient le sel en une espèce de boue. Le pinceau, trempé de nouveau dans la poudre d'acétate, était appliqué sur l'angle interne ; puis on le promenait avec lenteur sur la conjonctive palpébrale, afin d'étendre le médicament sur toute la muqueuse.

Buys décrivait plus tard un instrument destiné à cautériser la portion rétro-tarsienne de la paupière supérieure (42).

Cet auteur recommande en outre de faire rarement de telles applications d'acétate de plomb.

Cette méthode de traitement trouva de nombreux et ardents défenseurs. Warlomont et Testelin, Van Lil (43), Cunier (44), qui constate sa supériorité sur le nitrate d'argent et déclare sa propre guérison par le nouveau procédé ; Roza (45), qui considère la substitution de l'acétate de plomb au nitrate d'argent comme un « véritable bienfait » ; Ansiaux (46), qui énumère des succès obtenus, même dans des cas d'ophtalmies scrofuleuses rebelles, de kératites, de blépharites ; Bogeman (47) (d'Amsterdam), Meynne (48) et encore d'autres praticiens.

Certains médecins ne partagèrent pas cet enthousiasme. On cita des insuccès. Mackenzie rejette complètement l'acétate de plomb (49) ; Hairion, Thiry, Rivaud-Landran, Deval, Gouzée reprochèrent à ce sel d'exercer sur la conjonctive une action destructive lente, de produire de la tuméfaction œdémateuse des paupières, des incrustations indélébiles de la conjonctive et de la cornée.

Gouzée publie un cas de ramollissement de la cornée avec perforation et hernie de l'iris, consécutivement à des attouchements à l'acétate de plomb (50).

Cet astringent, surtout préconisé par les médecins belges, fut bientôt abandonné à cause des accidents qu'il produisait.

Le sous-acétate de plomb, au contraire, employé par beaucoup d'oculistes, est encore usité dans le traitement des granulations.

Burckard-Eble appliquait le sous-acétate de plomb liquide pur sur les paupières granuleuses.

Plus tard Galezowski et Abadie recommandent ce sel en solution lorsque l'inflammation et la suppuration sont abondantes.

Enfin, le sous-acétate de plomb, associé à l'huile d'olives, a été prescrit quelquefois, et Deval (51) fut souvent satisfait de son usage.

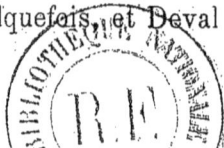

IV. TANNIN. — Hairion préconise, en 1850, ce topique contre les granulations et le boursouflement de la conjonctive (52). Ayant réalisé un certain nombre d'expériences sur les animaux, il démontra que le tannin diminuait la coloration, la sensibilité et la rénitence des tissus sains (53). Il appliqua les préparations tanniques dans les cas de conjonctivites simples, aiguës ou chroniques, et dans les lésions de l'ophtalmie granuleuse. Le mucilage tannique qu'Hairion préférait comprend : tannin pur, 5 ; eau distillée, 20 ; gomme arabique, 10.

Cambrelin (54) appliquait cet astringent sous forme de collyre.

Dechange (55) nia l'efficacité du tannin, et Cunier (56), tout en reconnaissant que ce médicament était un adjuvant utile dans le traitement des granulations, considérait qu'il ne pourrait remplacer ni le nitrate d'argent, ni l'acétate de plomb.

Enfin, Foucher (57) dit avoir retiré de grands avantages de crayons au tannin dans les cas de granulations peu développées.

V. ALUN. — L'alun a été employé utilement en combinaison avec le sulfate de cuivre et le nitrate d'argent. Deval employait une combinaison, due à Guépin, qui comprenait 1 gramme d'alun et 50 centigrammes de sulfate de cuivre en solution dans 50 grammes d'eau distillée.

Clot-Bey recommandait une solution d'alun et de sulfate de zinc.

Panas touche parfois les conjonctives avec un cristal d'alun bien taillé et lisse.

VI. CALOMEL. — La poudre de calomel à l'extérieur fut préconisée par Jacquelart (58), médecin militaire à Bruxelles, qui l'avait vu employer avec succès comme remède populaire par les naturels de Bornéo.

Carron du Villards (59) nous dit que le calomel fut appliqué d'une façon générale lors d'une épidémie d'ophtalmo-blennorrhée dans les armées sardes.

Ce topique fut de même essayé par Magaziner (60) à l'hôpital de Varsovie, en 1846.

VII. Acide chromique. — L'acide chromique monohydraté fut recommandé par Hairion (61), afin de détruire le tissu fibroplastique, irrégulier, rugueux, résultant des cautérisations nombreuses pratiquées sur les conjonctives granuleuses.

Plus tard, ce caustique fut conseillé par Serres (62), Desormes (63) et, au Congrès d'ophtalmologie de Paris, par Darier (64).

VIII. Teinture d'iode. — Ce topique fournit quelques succès à Fromont (65), qui les prescrivait dans les cas de granulations primitives chez des individus lymphatiques.

Abeille (66) s'en servit pour combattre les kératites granuleuses.

Crainiceau (67), au Congrès de Heidelberg, préconisait ce médicament dans l'ophtalmie granuleuse au début.

L'iode en solution dans l'huile de vaseline au 3/100, 5/100 ou 10/100 a été essayé tout récemment par Nieznamoff (68).

IX. Méthode substitutive. — 1° *Inoculation blennorrhagique.* — Henri Walker (de Glascow) tenta le premier ce procédé en 1811 (69). Un an plus tard, Frédéric Jæger, professeur à Vienne, pratiqua des inoculations avec du pus de conjonctivite des nouveau-nés (70). Piringer (71) et Bader (72) contribuèrent beaucoup à la propagation de cette méthode qui leur avait donné des succès.

En Belgique, ce nouveau moyen curatif fut bientôt appliqué. Hairion, Fallot publient de nombreux cas de guérison en 1844. Van Roosbreck ne compte pas un insuccès sur cent cas soumis à ce traitement.

Warlomont (73) publie un mémoire intéressant en 1854. En France, malgré les succès obtenus par Desmarres, Rivaud-Landran, ce procédé resta longtemps inusité.

En 1873, Léon Brière (74) (du Havre) cite cinq cas de guérison observés à la clinique de Sichel fils ; deux ans après, il signalait de nouveaux résultats.

En 1878, M. le professeur Panas présente à la Société de chirurgie deux malades atteints de pannus grave guéris par l'inoculation blennorrhagique.

Abadie qui, en 1876, pensait la méthode abandonnée, inocule du pus d'ophtalmie des nouveau-nés dans un cas de pannus granuleux, et, devant le résultat obtenu, il se rend à l'évidence (1878).

Terrier, dans la *Revue de chirurgie* de 1883, relate 32 observations la plupart favorables à la nouvelle méthode ; parmi celles-ci il en existe deux de Poncet, (75) et deux d'Abadie, qui sont dans la thèse de son élève Cambolin.

Dujardin publie en 1882 deux observations dans le *Journal des sciences médicales de Lille* (76).

De Wecker, Galezowski, et de Græfe en Allemagne, repoussent l'inoculation blennorrhagique comme une méthode très souvent dangereuse pour la vision.

Enfin Abadie écrivait en 1882: « Si, comme nous le pensons, la destruction de la cornée peut être évitée, le traitement de la conjonctive granuleuse par l'inoculation devient idéal, car il amène toujours une guérison absolument complète et le retour de la muqueuse à l'état normal. »

2° *Jéquirity*. — Le traitement de l'ophtalmie granuleuse par le jéquirity fut l'objet de nombreux essais et son action thérapeutique fut discutée pendant plusieurs années.

Le jéquirity est une plante de la famille des légumineuses, du genre *abrus* et de l'espèce *abrus precatorius*. Jéquirity est le nom brésilien de cette plante ; en France, on le désigne sous le nom de liane à réglisse, et en Espagne sous celui de *arbol del rosario*. Tandis que Le Maout et Decaisne affirment que le jéquirity était originaire de l'Afrique et de l'Asie, et que cette plante avait été transportée plus tard en Amérique, Moura Brazil (de Rio de Janeiro) prétend que son lieu d'origine est le Brésil.

Dès 1867, le Dr Castro Silva (de Céara) publia un mémoire sur le jéquirity et les lésions que peut déterminer son application en thérapeutique oculaire. A cette époque-là, cette plante n'était connue que dans le Céara et au Piauhy.

Son apparition en Europe date de 1882, grâce à de Wecker (77) qui fit alors paraître un article dans les *Annales d'oculistique*, sous le titre de « *l'Ophtalmie purulente factice produite au moyen du jéquirity ou liane à réglisse.* »

Cette année-là, Moura Brazil (78) écrit un mémoire sur le traitement de l'ophtalmie granuleuse par l'*Abrus precatorius jequirity* et dispute la priorité de la découverte à de Wecker. Il indique aussi que ce médicament était en usage depuis longtemps au Brésil parmi le peuple.

Le jéquirity a été employé de diverses façons : lotions, bains, lavages, badigeonnages ; on s'est servi tantôt d'une infusion ou d'une macération de graines, tantôt d'un extrait.

De Wecker faisait macérer 32 graines triturées dans 500 grammes d'eau froide pendant vingt-quatre heures ; il ajoutait après 500 grammes d'eau chaude et filtrait la solution. Ou bien encore il utilisait une solution de 10 grammes de semences pulvérisées ayant macéré pendant vingt-quatre heures dans 500 grammes d'eau.

Moura Brazil employait 200 centigrammes de principe extractif dans 10 grammes d'eau.

Osio eut recours à une pommade composée de 1 gramme de jéquirity pour 30 grammes de vaseline.

Dès l'apparition de ce nouveau médicament, son action thérapeutique fut étudiée par Deneffe, Warlomont et d'autres en Belgique ; par Mazza, Moyne, Ponti, Manfredi, etc., en Italie ; par Alcon, en Espagne ; par Gruening, en Amérique ; par Sattler et Haranger, en Allemagne.

Les résultats obtenus furent divers.

Moura Brazil publie de nombreux succès. De Wecker écrivit que l'ophtalmie jéquiritique guérit « incontestablement et rapidement » les granulations.

Warlomont (79), après des succès obtenus, a foi en l'avenir du médicament. Alcon (80) déclare 9 guérisons sur 37 cas de conjonctivite granuleuse. Simi (81) vante le jéquirity. Ponti (de Parme) (82) obtenait une amélioration sensible dans 4 cas de trachome. Paggi (83) (de Florence) a 8 résultats satisfaisants.

Mazza (84) publie 5 succès sur 30 cas d'ophtalmie granuleuse, et Manfredi (85) obtient 26 pour 100 de guérisons.

En Angleterre, Brailey (86), chirurgien de Guy's Hospital à Londres, cite trois observations d'enfants granuleux améliorés par le jéquirity, tandis que le crayon mitigé et l'excision du cul-de-sac n'avaient donné aucun résultat.

Smith (87) obtient des cures merveilleuses par le jéquirity.

Crossemann (de Budapesth), Foucher (de Montréal du Canada) sont partisans de la nouvelle méthode.

Coppez (88) (de Bruxelles) rapporte quelques succès, et, parmi ceux-ci, la guérison, chez un enfant granuleux, non seulement des granulations, mais encore de l'ozène et de l'inflammation des voies lacrymales.

En France, Gillet de Grammont (89) a trois résultats favorables sur trois cas de granulations anciennes.

Le Dr Terson, dans un mémoire lu à la Société de médecine de Toulouse, écrit que le jéquirity est le meilleur remède que l'on puisse opposer à l'ophtalmie granuleuse.

La valeur thérapeutique du jéquirity est reconnue dans une thèse du Dr Aimé Bernard (90) faite sous l'inspiration de Terson.

Des conclusions en faveur du traitement jéquiritique sont exposées dans deux thèses de 1883 : l'une du Dr Carette (91), inspirée par M. Dujardin ; l'autre du Dr Chauseix (92), élève de de Wecker.

A la Société française d'ophtalmologie (Paris, 1884), Coppez, Vallez, Nicati, Abadie vantent l'utilité du jéquirity dans certains cas. Terson prétend obtenir des succès dans tous les cas d'ophtalmie granuleuse. Vachez signale dix guérisons sur onze cas traités par le jéquirity. Armaignac a constaté sur un même malade la guérison d'un œil et pas d'amélioration de l'œil congénère. Landolt ne l'emploie que contre les granulations anciennes, lorsque le sulfate de cuivre n'a pas réussi.

Mais auprès des succès obtenus, il faut enregistrer aussi de nombreux insuccès.

Moyne (93), s'il n'observa aucune complication consécutive à l'emploi du jéquirity, ne put constater de guérison.

Castro Silva avoue de vrais désastres à la suite de la réaction violente provoquée par l'« abrus precatorius. »

Deneffe (94), Librecht concluent que l'inflammation jéquiritique n'a donné aucun résultat au point de vue thérapeutique.

Lainati et Nicollini (95) n'ont pu voir aucune guérison.

Osio (96) pense que la guérison n'est réelle qu'après une confirmation de six mois : il signale un cas de perforation de de la cornée et un autre cas d'opacification notable de cette membrane.

En Allemagne, Voissius (97) arrive à des résultats négatifs.

Terrier (98), Galezowki et Parisotti (99) ne purent constater un seul succès. De même, M. le professeur Gayet (de Lyon), qui inspira la thèse du docteur Bordet (100), n'observa aucune guérison par le traitement jéquiritique.

Adamuck (101) en Russie, et Fortunati (102) en Italie, nient l'efficacité du nouveau procédé contre les granulations.

Howe (103), en Angleterre, écrit que le jéquirity est de beaucoup inférieur à l'azotate d'argent, au sulfate de cuivre et à d'autres moyens jusque-là usités.

Le mode d'action de ce médicament fut diversement interprété. Alcon considérait dans le jéquirity l'inflammation substitutive produite, qui facilite la résorption des granulations. De Wecker émit l'idée qu'il s'agissait là de l'action d'un ferment qui entravait le développement de la granulation et aboutissait à sa destruction.

Sattler (104), après de nombreuses expériences, décrivit un microbe spécial, cause de l'inflammation conjonctivale, qui se développait dans la macération jéquiritique.

L'existence de micrococci fut démontrée par Haranger, Cornil et Berlioz.

Venneman déclara que l'action du jéquirity n'était pas due au microbe de Sattler, mais plutôt à un principe actif spécial, qu'il désigna sous le nom de jéquiritine.

Ces théories furent discutées à la Société française d'ophtalmologie en 1884, et, dans l'une des séances, M. le professeur Panas nous dit que le jéquirity pouvait être considéré simplement comme le type d'un groupe de médicaments susceptibles de provoquer l'inflammation aiguë de la conjonctivite. Parmi ces agents inflammables, il cite l'erytrophléine qu'il avait expérimentée et qui lui donna des résultats analogues à ceux obtenus avec le jéquirity.

De même M. le professeur Bedal (105), qui avait fait des

essais avec une solution de cantharides au centième dans la glycérine, constata les mêmes effets qu'avec le jéquirity.

Dor (de Lyon) pense aussi que l'on peut avoir les mêmes résultats avec d'autres moyens.

Partout, le jéquirity fut l'objet de nombreux essais, et cette médication eut tantôt des succès, tantôt des insuccès et même des désastres.

Des lésions cornéennes persistantes ont été observées par Théron (106) sur des individus de la Guadeloupe qui avaient introduit de la poudre de jéquirity entre leurs paupières, pour être exemptés du service militaire. Des résultats analogues furent produits expérimentalement sur des chiens.

Guébal (107), dans sa thèse, énumère les complications relevées dans l'emploi du jéquirity : douleurs périorbitaires, gonflement de la face, ulcères et perforations de la cornée, symblépharon, dacryocystites et même du glaucome.

Ce procédé nouveau fut appliqué dans presque toutes les régions où sévissait l'ophtalmie granuleuse.

En Espagne, Gastaldo (108), Diez (109), Gras Fortuny (110); en Italie, Grosselli (111), Scellingo (112), Luigi Ferri (113), et Calafato (114); en Angleterre, Webster (115), Connor (116); en Allemagne, Hippel (117), Knapp (118), Pagentescher (119), Gunning (120); en Amérique, Correa de Billencourt (121), Emerson (122); en France, Sédan (123), Lainey (124), Dujardin (125), Bounthah (126), Boucheron, Parinaud, etc., publièrent des mémoires traitant de l'ophtalmie jéquiritique.

La nature microbienne, attribuée au trachome, conduisit, vers cette époque-là, les auteurs à combattre le principe même de la maladie par les antiseptiques.

X. Sublimé corrosif. — Le sublimé fut un des antiseptiques les plus employés.

En 1882, au sujet de l'action de ce topique, Prœschel (de

Turin) s'exprimait ainsi : « Persuadé que la conjonctivite granuleuse est causée par des micro-organismes, nous la com-
battons par la médication désinfectante avec la solution de
1/10.000 de sublimé appliquée sous forme de bains continus
au moyen d'un appareil en caoutchouc. Nous enlevons préa-
lablement l'épithélium conjonctival par une énergique cautérisation avec le nitrate d'argent ou au moyen de la chaleur qui
serait parfois un excellent moyen de traitement.

Sattler se servait, en 1883, d'une solution de sublimé au
même titre que celle de Prœschel.

Staderini et Arnauts appliquèrent le sublimé à la dose caustique contre les granulations conjonctivales.

Arnauts, encouragé par les bons résultats obtenus depuis
1872 à l'hôpital des Anglais par Romiée, essaya le sublimé
pendant trois ans à l'exclusion de tout autre moyen (127). Il
cautérisait au début les paupières avec la solution à un centième. Trois fois par jour, le malade instillait une à deux
gouttes de sublimé à un cinq centièmes.

Arnauts publia dans la suite six observations de malades
granuleux guéris au bout de trois à quatre mois.

Le sublimé a été utilisé par un grand nombre d'oculistes,
soit comme caustique, soit comme microbicide.

Dujardin (128) dit avoir employé avec succès une solution
composée de : sublimé, 1 gramme ; alcool, 10 grammes ; eau
distillée, 240 grammes.

De Lapersonne (129), Rosmini (130), Reich (131), Kianitzine
(132), Zavadski (133), Keirneth Scott (134) vantent beaucoup
l'efficacité du sublimé dans tous les cas d'ophtalmie granuleuse.

Quelques praticiens, et entre autres Siklossy (135), ont aussi
préconisé les injections sous-conjonctivales de sublimé à
1/1000 contre le trachome et surtout le pannus granuleux.

Enfin, les frictions au sublimé à 0,50/1000 sont recommandées par Keining (136) dans un article de la *Semaine médi-cale*.

XI. Acide phénique. — Ce corps fut aussi préconisé contre les granulations en solution et en injections sous-conjonc-tivales.

Groulée faisait des injections d'acide phénique à 2 pour 100 sous la conjonctive (137).

Risley se servait d'une solution à 20 pour 100 d'acide phé-nique pur dans la glycérine (138).

Tschepkine (139), plus tard, traita avec succès l'ophtalmie granuleuse par le procédé de Groulée.

XII. Iodoforme. — L'iodoforme a surtout été essayé dans les cas de pannus granuleux. Michel cite dans sa thèse une guérison par l'iodoforme (140).

Ce médicament, conseillé par Lourguetté (141) contre le pannus, fournit quelques succès à certains praticiens, et en-tr'autres à Brettauer (142), Schœfer (143), Grossmann et Sneel (144).

Deustchmann n'observa aucune amélioration.

Saint-Martin constata seulement son efficacité dans les cas de pannus.

Enfin, deux oculistes, Selitsky (145) et Tekoutiew (146), ayant saupoudré les conjonctives granuleuses avec la poudre d'iodo-forme, obtinrent des résultats satisfaisants.

Moyens divers. — Nombreux furent les moyens recom-mandés successivement dans le traitement de l'ophtalmie gra-nuleuse : l'oxyde jaune de mercure, la potasse caustique, le précipité blanc, le précipité rouge, l'acide phosphorique, le sulfate de zinc.

Radclyffe Hall (147), Varlez, ont essayé le chlorure de chaux.

Clay Wallace cautérisait les conjonctives palpébrales avec du chlorure d'or.

Hays (149) faisait des applications de chlorure de zinc, et ce même auteur utilisa l'eau commune saturée de sel marin.

Robert (150) prescrivait l'huile caustique, composée de 1 gros de nitrate d'argent et 1 once d'huile d'amandes douces.

Le bromure de potassium à la dose de 40 centigrammes pour 15 grammes d'axonge donna de bons résultats à Jæger.

L'iodure de potassium fut aussi employé par Steinberg (151), qui n'obtint pas de succès.

Les attouchements au crayon de borax ou de sulfate de zinc étaient pratiqués, dans certains cas, par Chassaignac (152).

Dans les cas de pannus granuleux, Follin (153) et Gosselin se servirent du perchlorure de fer.

Mackenzie cite un remède populaire, dont il put constater parfois l'utilité : le suc exprimé de l'« holcus avenaceus. »

Parmi les nombreux agents employés contre les granulations, nous pouvons citer encore l'acide acétique (154), la quinine muriatique (155), le bisulfate de quinine (156), le bicarbonate de soude (157), le cantharidate de potasse (158), l'iodure d'argent (159).

L'huile de térébenthine à la dose d'une partie pour une partie d'huile d'olive a été conseillée par Chisholm (160), contre le pannus.

Deux praticiens, Koltchewski (161) et Arsitidiisky (162), ont publié chacun deux cas de pannus granuleux guéris sous l'influence d'un érysipèle de la face.

Contre le pannus, Lydston (163) proposait au Congrès de l'Association médicale américaine des applications régulières de ferments digestifs : mélange à parties égales de papaïne et d'acide borique. Si l'on étend une à deux fois par jour sur la cornée cette composition au moyen d'un pinceau, on observe bientôt une amélioration sensible.

Des attouchements quotidiens à la pyoctanine ont donné des succès à Legros (164), chez des granuleux lymphatiques ; ce topique, d'après l'auteur, est contre-indiqué dans les cas d'ulcérations cornéennes.

Le pétrole brut a été étudié comme moyen curatif des conjonctivites dans la thèse du Dr Dubar (165). L'idée de se servir de cet agent est due à Trousseau, qui fit une communication à la Société française d'ophtamologie en 1891.

Depuis, Millée l'employa dans les différentes conjonctivites (166).

Vian nous dit l'avoir appliqué dans les conjonctivites diphtéritiques.

Sous l'action du pétrole, Trousseau a vu les granulations s'affaisser, la conjonctive prendre un aspect lisse, velouté, et le pannus cornéen diminuer sensiblement; mais en vue de la guérison, le traitement au pétrole est d'une extrême lenteur.

Dubar conclut dans sa thèse que le pétrole est un antiseptique moyen, bon modificateur des infections conjonctivales, et que cet agent, utile dans les formes aiguës réactionnelles de la conjonctivite granuleuse, est capable de préparer ou de terminer les guérisons.

Parmi les antiseptiques encore usités, l'iodol a été recommandé par Glassner de Cassel.

Récemment, le formol, qui avait déjà été proposé en thérapeutique oculaire par Valude (167), a été vanté par Guaita (168); celui-ci prétend que cet antiseptique possède, comme rapidité et comme efficacité, une action curative bien supérieure au sublimé.

_____

CHAPITRE II

Historique du traitement chirurgical des granulations

Hippocrate et les médecins de son époque avaient déjà nstitué un traitement chirurgical des granulations, qu'ils désignaient sous le nom de « σῦκα » ou figues, par analogie avec les graines contenues dans l'intérieur de ce fruit. Ils pratiquaient le « râclement » des paupières ou « blepharoxysis » et ils les cautérisaient ensuite largement avec des liquides à base de cuivre.

Le Manuel opératoire usité est décrit dans le chapitre IV, article « De la Vision », des œuvres d'Hippocrate. Quoique, d'après Sichel (169), le texte ne semble pas devoir être attribué à celui que l'on a dénommé « le père de la médecine », nous reproduirons la traduction généralement adoptée d'Anagnostakis (170) : « Lorsque vous aurez à racler les paupières de l'œil, faites-le avec la laine de Milet, crépue, propre, roulée autour d'un fuseau de bois, en évitant d'intéresser le bord palpébral, de peur que le caustique ne pénètre en ce point jusqu'au cartilage. L'indice que l'on a suffisamment raclé, c'est qu'il ne s'écoule plus du sang rutilant, mais un liquide ténu, sanguinolent, ou aqueux. C'est alors qu'il faut frictionner avec l'un des médicaments liquides qui contiennent de la fleur de cuivre. Enfin, après le raclement et la cautérisation, lorsque les eschares sont tombées, que les plaies sont détergées et poussent des bourgeons charnus, il faut faire une incision à la région pariétale. Quand l'écoulement du sang a cessé, il faut pratiquer une onction avec le médicament qu'on met sur les plaies récentes. En dernier lieu, il convient de purger la tête (171). »

A côté du raclement, l'excision des granulations, suivie de la cautérisation ignée, était mise en pratique dans certains cas :

« Quand les paupières ont une épaisseur anormale, réséquez de votre mieux la chair de leur partie inférieure, puis cautérisez les paupières avec des cautères non chauffés à blanc, en évitant l'implantation des cils : ou réprimez l'épaississement avec la fleur de cuivre brûlée et finement pulvérisée. Après la chute de l'eschare, donnez les soins médicaux nécessaires au reste (172). »

Le raclage fut de même recommandé par les représentants de l'Ecole d'Alexandrie et par Celse en particulier. Celui-ci se servait pour cet usage, soit d'un scapel, soit d'une lime, ou encore simplement de la face rude d'une feuille de figuier.

Galien et beaucoup de médecins de son école, au contraire, repoussaient les moyens chirurgicaux dans le traitement des granulations.

Toutefois à cette époque-là, nous voyons Paul d'Egine, Alexandre de Trâles racler les granulations, tantôt avec un os de seiche ou de la pierre ponce, tantôt avec la peau rugueuse de quelques espèces de poissons (173). Plus tard, Paul d'Egine employait un instrument de son invention qu'il appelait « blepharoxystron ». Cette opération était destinée, selon Galien, à préparer la muqueuse à être plus profondément atteinte par les topiques qu'on devait y appliquer.

« Quin etiam palpebrarum tubercula, Græci sycoses vocant,
» prius aliquo exasperantes, ita detractoriis medicamentis
» oblinimus, idque facimus, ut ulcerata tubercula in profon-
» dum vires medicaminum accipiant (174). »

Severus massait les conjonctives palpébrales avec le doigt

enduit d'une pommade au cuivre et faisait ensuite un lavage qui enlevait la petite eschare produite.

Au moyen âge, nous rencontrons quelques souvenirs laissés par l'école arabe. Rhazès, Isaac Judœus pratiquaient le massage des conjonctives granuleuses avec une curette tranchante. Quelques-uns se servaient alors simplement dans le même but d'une tête de chardon.

Après les médecins arabes, il nous faut arriver jusqu'au XIe siècle. Un vieux manuscrit intitulé « la chirurgie de maître Yperman » (175) fait mention de l'ophtalmie granuleuse. Dans un chapitre particulier « de la Lippitude et des yeux châssieux », l'auteur, « le père de la chirurgie flamande », indique en somme l'excision des granulations :

« Le traitement consiste à passer une aiguille dans cette chair fongueuse : ce qu'il faut faire si adroitement que vous ne blessiez pas la chair sous-jacente. Alors vous emporterez cette chair fongueuse et l'aiguille, à l'aide d'une lancette ou de ciseaux, et, s'il y reste quelques débris, détruisez-les et appliquez sur le globe de l'œil un linge fin trempé en entier dans du blanc d'œuf, de telle sorte qu'aucune substance irritante ne puisse l'atteindre :

L'auteur ajoute ensuite :

« Chez les personnes qu'on ne peut persuader à se laisser exciser ces chairs, suivez, quoiqu'il soit long, le traitement suivant : Prenez une petite baguette et passez-la obliquement sous l'œil dans la cavité orbitaire, de manière à renverser la paupière, alors prenez de la graisse d'oie, du sel gemme ou du sel ammoniaque, et enduisez-en fortement cette paupière, cinq fois par jour et aussi longtemps qu'il sera nécessaire. De cette manière vous parviendrez à détruire cette chair fongueuse. Après chacune de ces opérations, vous humecterez la paupière avec de l'eau de fenouil à l'état froid, et, règle générale, appliquez tous vos collyres à froid sur l'œil. »

Maître Yperman s'appuyait souvent, dans ses œuvres, de l'autorité de Maître Benevoud, qui semble avoir eu à cette époque une grande renommée.

Les renseignements nous manquent sur la pratique suivie au point de vue chirurgical dans les siècles suivants.

Au XVIe siècle, des moyens curatifs analogues étaient difficilement acceptés.

Au commencement du XVIIIe siècle, Woolhouse, en Angleterre, pratique le brossage des granulations avec un instrument qu'il avait inventé, le « xystrum »; celui-ci était une sorte de pinceau formé par la réunion de brins d'épis de seigle.

Cette méthode, chaudement recommandée par Dudvell, fut modifiée par un élève de Woolhouse, Mauchart. Ce dernier, reconnaissant les inconvénients et les dangers que présentait l'usage du xystrum, remplaça l'instrument de son maître par une fougère, appelée prêle, qui servait à polir les métaux.

A la même époque, Platner préconisait contre les granulations des scarifications au bistouri.

Les traités spéciaux de l'abbé Desmonceaux (1766), de Janin (1772), ne mentionnent pas l'ophtalmie granuleuse. Pellier de Quengsy (1783) écrit à peine quelques mots sur ce sujet.

Guérin (176), en 1773, conseille d'attaquer les granulations avec la lancette, et, après les scarifications, d'appliquer sur les paupières une pommade composée de sel de saturne et de tuthie (oxyde de zinc).

Au XIXe siècle, l'ophtalmie granuleuse fut l'objet d'études et de travaux importants. Larrey publia, en 1813, un mémoire sur cette affection et il montra qu'elle fut apportée en Europe par les armées lors de l'expédition de Bonaparte en Égypte. Dès lors, elle se propagea rapidement dans presque toutes les nations. Mais ce fut surtout dans l'armée belge que l'ophtalmie, dite d'Égypte, présenta un caractère tenace et aigu;

aussi est-ce aux médecins militaires de ce pays que nous devons, à cette époque, le plus grand nombre de recherches.

Comme traitement chirurgical, l'excision ou abrasion des granulations fut une des méthodes les plus usitées.

Lutens jeune, médecin militaire d'Anvers, propagateur de ce procédé, obtint des résultats excellents en excisant les granulations de la paupière inférieure ; mais il constata des accidents graves dès qu'il appliqua ce moyen curatif à la paupière supérieure (177).

Sotteau préconisait alors, à l'Académie de médecine de Gand, deux pinces destinées au soulèvement du lambeau conjonctival à exciser (178).

En même temps, Chizelle, médecin militaire de Gand, inventait une pince double pour l'excision des granulations (179).

Gouzée (180), Cunier (181), repoussaient l'emploi de semblables pinces et pratiquaient l'excision à plat des granulations saillantes.

Cette méthode, souvent associée aux cautérisations, fut blâmée ou jugée inutile par certains praticiens, tels que Fallot, Decaisne, Snabilié, Hairion, Wleminckx, etc., qui lui reprochaient de produire des brides et des cicatrices vicieuses, la déviation des tarses et des entropions.

Cependant ce procédé fut appliqué alors dans différentes régions. Weiss (182) écrit qu'il était usité dans les dispensaires ophtalmiques de Londres, lorsqu'il s'agissait d'enlever des points granuleux saillants et isolés.

Jæger (188), de Vienne ; Placido Portal (184), en Italie ; Sérapio Escolar (185), de Madrid ; Schmitz (186), en Bohême, excisaient les granulations. En France, Desmarres (187) pratiquait l'abrasion à plat avec des ciseaux courbes dans les cas de granulations volumineuses.

Les scarifications furent aussi préconisées par les auteurs. Desmarres inventa alors, dans ce but, le scarificateur connu.

Hocken (188), en Angleterre, le professeur Slawikowski, de Lemberg, combinaient la méthode des scarifications à celle de l'excision.

Dans la seconde moitié du XIXe siècle, le traitement chirurgical des granulations devint l'objet de nombreux travaux.

A côté de l'excision, des scarifications, de nouvelles méthodes sont proposées par divers médecins.

Mentionnons un de ces procédés : la compression des granulations pratiquée par Stockes (189). Celui-ci imagina, dans ce but, une pince formée de deux plaques en ivoire, destinée à enserrer la paupière granuleuse pendant un temps déterminé.

Avant Stockes, Boissonneau (190), fabricant d'yeux artificiels, assurait avoir vu des granulations se flétrir et disparaître sous l'influence de la compression douce et incessante produite par un œil prothésique.

Une autre méthode nouvelle était recommandée en Italie par le Dr Mariano, médecin militaire : le « penzecchiomento » ou piquage se pratiquait très superficiellement avec une lancette aiguë ; les conjonctives atteintes étaient ensuite cautérisées avec le sulfate de cuivre ou l'azotate d'argent.

Ce procédé avait le même but que les scarifications. Borelli (192), compatriote de Mariano, se servait d'un instrument en forme de carde, qu'il désignait sous le nom de « scardasso », dont il promenait les pointes plusieurs fois sur les granulations.

Le professeur Paoli (193) proposait un instrument analogue, formé d'une plaque métallique garnie de dents fines et serrées qu'il employait à scarifier superficiellement les paupières.

Enfin, ce dernier présentait à la même époque à la Société physique et médicale de Florence un peigne dont l'idée était due à Fadda (194), et qui possédait les mêmes avantages (195).

De même, Quaglino imagina un scarificateur à lames multiples.

Les scarifications recommandées dans certains cas par de Græfe en Allemagne, Galezowski, en France, furent très vantées et cette méthode fut souvent opposée ou comparée à celle des cautérisations simples par les auteurs, entre autres par Brière (196) et Cellier (197).

Si les scarifications des paupières granuleuses étaient pratiquées, l'excision ne l'était pas moins.

En Angleterre, Mackenzie (198) propose l'excision cruciale des granulations.

En Allemagne, Preuss (199) les excise à l'aide de ciseaux.

Courserrant (200), Fano (201), préconisent l'abrasion des couches granuleuses exubérantes.

Galezowski (202) recommande la tonsure aux ciseaux des granulations polypoïdes de la conjonctive.

Abadie (203), dans son traité de 1876, défend aussi ce procédé en conseillant de ne pas toucher aux parties saines.

On savait alors que les granulations étaient surtout nombreuses, compactes et tenaces, au niveau du cul-de-sac conjonctival supérieur.

Afin de hâter la guérison, l'idée vint à Richet, professeur à la Faculté de médecine de Paris, d'exciser ce bourrelet granuleux. Avant lui Benedict (204), Himly et Andreæ avaient fait l'excision d'un lambeau de la conjonctive des culs-de-sac.

Galezowski fut le propagateur et le défenseur ardent de l'excision du cul-de-sac conjonctival.

En 1874, il publia un travail important dans lequel il exposait les résultats obtenus et les indications du traitement (205). Son procédé fut discuté en 1878 à la Société de chirurgie par Terrier (206), rapporteur, qui conclut au rejet de ce moyen curatif, présentant comme arguments le rétrécissement des culs-de-sac et les entropions qui devaient en être la conséquence fatale.

Malgré cela, certains auteurs, Giffo (207), Brachet (208), publient bientôt des succès résultant de l'excision du fornix.

Parisotti (209), dans un travail intéressant, Wouckchevitch, dans un mémoire (210) et dans sa thèse inaugurale (211), s'efforcent de démontrer les avantages du nouveau procédé et relatent de nombreuses observations de cas d'ophtalmie granuleuse suivis de guérison.

En 1883, les excisions profondes et étendues du cul-de-sac étaient recommandées par Heissrath (212), de Königsberg: il citait à l'appui 200 cas de conjonctivite granuleuse traités avec succès.

Santos Fernandez (213), Aguilar Blanch (214) en Espagne, Schneller (215), Richter (216) en Allemagne, s'occupent alors du nouveau procédé.

L'excision du cul-de-sac conjonctival est discutée par Jacobson et Vossius au Congrès de Heidelberg (217).

Un peu plus tard, Peounoff (218), Zieminski (219), préconisaient le traitement de Galezowski dans certains cas particuliers.

Ferrandini (220) écrit une thèse sous l'inspiration de M. Truc, dans laquelle il vante l'excision du cul-de-sac conjonctival dans certains cas de conjonctivite granuleuse comme complément du traitement habituel.

Le manuel opératoire était différent en Allemagne et en France.

Le professeur Treitel (221), qui expose dans un mémoire les avantages et les inconvénients de la méthode, faisait, ainsi que Heissrath, une excision profonde et vaste du fornix et enlevait même une partie du cartilage tarse.

Richet et Galezowski saisissaient seulement la muqueuse avec des pinces à érignes et excisaient tout le cul-de-sac soit au bistouri, soit aux ciseaux.

On reprochait à ce procédé, qui détruisait la muqueuse, de produire des rétrécissements et des déviations du tarse.

Aussi certains auteurs proposèrent-ils l'autoplastie conjonctivale. Noiszewski (222) transplantait sur le cul-de-sac mis à nu un lambeau de muqueuse labiale. Ce procédé, qui lui a été attribué par quelques-uns (223), aurait été indiqué avant lui par Sapeyo et mis en pratique par ce dernier pour la première fois à Kiew en 1888 (224).

Si l'excision de la muqueuse des culs-de-sacs fut un bon moyen de hâter la guérison des granulations, l'abrasion de la conjonctivite bulbaire fut aussi fréquemment indiquée par les auteurs dans les cas de pannus.

La péritomie ou excision d'un lambeau percornéen fut pratiquée, la première fois, par Scarpa.

Puis Mirault (d'Angers), Bertrandi, Roosbeck, associèrent la péritomie aux cautérisations.

Tandis que Warlomont, Lawrence, prétendirent n'avoir jamais eu de résultats, Furnari et Kuchler (225), au Congrès de Bruxelles de 1857, annoncèrent des succès obtenus, grâce à la péritomie.

Critchett (226), plus tard, se déclare satisfait de ce procédé.

En 1886, Prouff (227) (de Limoges) vante son efficacité à la Société française d'ophtalmologie.

Rocher (228), dans sa thèse, publie quelques succès.

La plupart des classiques enfin pensent que la péritomie est un adjuvant utile dans le traitement de l'ophtalmie granuleuse.

L'écrasement ou expression des granulations jouit d'une certaine faveur dans ces dernières années.

Cuignet (229) fut le premier à l'employer en 1872 ; il reconnaissait que cette méthode était applicable dans les cas particuliers de granulations molles, friables, dont le contenu était analogue à la matière sécrétée par les glandes sébacées. Cuignet écrasait les granulations entre l'index et le manche d'ivoire d'un instrument quelconque.

Huit ans après, lors d'une épidémie d'ophtalmie granuleuse dans les écoles, le docteur Tastot (230) écrit qu'il employa ce procédé avec quelques succès.

Plus tard, Hotz (231) oppose ce procédé à celui de l'excision du cul-de-sac, et, comme lui, Wadsinski (232) et Peounoff (233) écrasaient les granulations avec les ongles.

Pour arriver au même but, certains praticiens imaginent alors des instruments : Kramsztyk (234) invente une pince ; Smith (235), après avoir incisé le sommet des granulations, les exprime au moyen d'une pince courbe spéciale.

En Amérique, l'expression ou « squeezing » fut très usitée à cette époque-là. Blanc (236) expose, dans un article de la Clinique, le traitement appliqué par un docteur américain, Noyes : la paupière était d'abord prise entre les mors d'une pince, puis la squeezing des granulations, était faite à l'aide d'un instrument particulier appelé « trachoma-forceps ».

Himly se sert, dans le même but, d'une pince spéciale.

Knapp (237) expose les indications de l'expression au Congrès de Washington, et décrit un « forceps roulant », espèce de pince destinée à exprimer l'infiltration trachomateuse.

L'emploi de ce forceps roulant est recommandé par Jitta (238) au Congrès d'Amsterdam et la méthode nouvelle opposée à l'excision du cul-de-sac, préconisée par Westhoff (239), dans la même séance.

Joesche (240), Sidney Stephenson (241), Strangways (242), Schrœder (243), Steiner (244), pratiquent l'expression, les uns avec des pinces, les autres avec les ongles comme le professeur Hotz.

Le massage des conjonctives granuleuses, qui avait été autrefois préconisé par Severus, fut recommandé par Pagentescher : celui-ci l'exécutait avec le doigt enduit d'une pommade au bioxyde de mercure.

En 1873, Cortomyris massait les conjonctives avec un mucilage de tannin ou un mélange de poudre de tannin et d'os de seiche en parties égales. Mais de tous les agents essayés par cet auteur, l'acide borique lui fournit les meilleurs résultats.

Le massage avec la poudre d'acide borique fine fut proposé, au Congrès d'ophtalmologie de Paris de 1888, par Costomyris et Vignes (245).

Des résultats heureux furent obtenus avec ce procédé par Landolt (246), Panas (247), Rhœmer (248). Levêque-Lacroix (249) et Kermarec (250), dans leurs thèses inaugurales, publièrent des cas de guérison.

Citons encore Astengo (251), Eliasberg (252) et Gunzburg (253) qui vantent beaucoup le massage à l'acide borique.

A cause de son intérêt historique, nous placerons à côté du massage un procédé ancien recommandé par Esculape et employé dans le peuple : le lèchement.

D'après le préjugé populaire, le lécheur devait être un sujet bien portant. Dans certaines régions, ce moyen bizarre est, paraît-il, encore très suivi.

Le massage des paupières granuleuses a été fait avec le naphtol β, à la dose de 10, 20, 30 centigrammes pour 30 gr. de vaseline (Delagenière) (254).

Dans les cas de kératite panneuse, le naphtol α en pommade fut aussi appliqué avec quelques succès (Dupont) (255).

Contre la rétraction cicatricielle des tarses granuleux, Johnson (256) se servit de l'hydronaphtol vaseliné à 1/800.

La cautérisation ignée, que pratiquait Hippocrate après l'excision des granulations sarcomateuses, fut rarement usitée. Peu d'auteurs, Dehenne (257), Clairbone (258), détruisirent les granulations avec le fer rouge ou le thermocautère. Panas (259) ne conseille pas ce moyen curatif.

L'électricité a été employée dans le traitement de l'ophtalmie granuleuse sous trois formes : galvanisme, galvanocaustique thermique et électrolyse.

Rodolfi (260) a recommandé les courants continus pour la réduction des granulations chroniques. Il s'est servi de la pile de Bunsen : le pôle négatif était appliqué sur la conjonctive palpébrale au moyen d'une plaque de cuivre convexo-concave ; le pôle positif était placé sur le bord inférieur de l'os zygomatique. Rodolfi prétendait que, sous l'influence du courant électrique, il se produisait un changement chimique des sécrétions. Il donne le résultat de deux cas améliorés par ce traitement.

Cadeï (261) (de Brescia) répéta les expériences de Rodolfi sur cinq granuleux et arriva à des résultats négatifs.

Pansier (262), récemment, a utilisé les courants continus dans les cas de kératites granuleuses, et n'a pas obtenu de résultats encourageants.

La galvanocaustique thermique aurait été employée la première fois par Korn (de Breslau) en 1870. Cet auteur ne cherchait pas à détruire par ce moyen le tissu conjonctival, mais plutôt à exciter la régénération de l'épithélium. D'ailleurs, Korn n'a pas exposé la méthode qu'il suivait.

En 1872, Samelsohn (263) détruit les granulations avec la fine pointe du galvanocautère. Il nous dit avoir obtenu la guérison dans cinq cas traités avec des cicatrices à peine visibles et sans déformation des cartilages.

Hirschmann (264) publie ses expériences en 1875 sur plus de cent cinquante cas, et constate l'utilité de ce traitement, qui n'amène pas, à son avis, une guérison complète.

Berthold (265) (de Königsberg), Simpson (266) se sont servis aussi du galvanocautère.

Unterharsncheidt (267), Wicherkiewicx (268) trouvent que le procédé ne présente pas de grands avantages sur d'autres moyens tels que l'expression et l'écrasement des granulations.

Johson (269) utilise un galvanocautère à deux pointes dans les cas de granulations dures.

Fieuzal (270) applique la galvanocaustique dans les granulations conjonctivales et les infiltrations de la cornée.

Reich (271), partisan de l'unité de la conjonctivite follicu-
laire et trachomateuse, touche les follicules des culs-de-sac au
moyen d'un fin galvanocautère.

Les premiers essais du traitement électrolytique de la conjonctivite granuleuse sont dus à Ombini (272) en 1877.

Malgat a récemment préconisé ce traitement. Malgat produit l'électrolyse par une machine de Gaiffe à courants continus ; le pôle positif est appliqué sur le bras, le pôle négatif
communique avec une aiguille en acier que l'on applique pendant quelques secondes sur chaque granulation. Le courant
est de cinq à six milliampères.

A chaque séance d'électrolyse, il faut détruire autant de
granulations qu'on le peut sans fatiguer le malade.

Avant de commencer le traitement, il est bon de faire l'excision du cul-de-sac supérieur ou bien d'enrouler la paupière
pour découvrir le fornix à chaque séance.

Malgat (273) pense que l'électrolyse agit : 1° par son action chimique sur les granulations ; 2° par son action antiseptique ; 3° par l'action du courant électrique comme modificateur puissant des tissus malades.

Pansier (274) a essayé cette méthode ; il n'a jamais dépassé
un courant de 4 milliampères. Contrairement à Malgat, il a
pu constater que ce traitement était douloureux et n'amenait
pas une guérison complète.

Morton (275) a utilisé la diffusion électrique des électrodes
solubles. Ce procédé a pour but de mettre au contact de la
muqueuse un électrode soluble, le cuivre ou le zinc ; celle-ci
est reliée au pôle positif. L'acide, formé lors du passage du
courant, se combine alors avec le métal et donne naissance à
un sel soluble qui pénètre dans toutes les parties du tissu
malade. Morton double le fil métallique d'une couche isola-
trice de gutta-percha, afin de préserver la conjonctive bulbaire ; l'intensité du courant est de 1 à 5 milliampères.

Morton cite à l'appui de son procédé un certain nombre d'observations suivies de guérison.

De nombreux essais ont été faits dans ces dernières années pour arriver chirurgicalement à la destruction complète de toutes les granulations. Déjà en 1821, Müller avait dit que, tant qu'il reste la moindre granulation conjonctivale, une rechute est à redouter et la contagion possible. Van Lil, en 1849, faisait remarquer que les récidives étaient dues souvent aux granulations cachées dans le cul-de-sac supérieur.

Piltz (de Prague), en 1854, s'efforçait de détruire chaque grain granuleux en incisant avec une aiguille à cataracte, et il appliquait ensuite un traitement médical au sulfate de cuivre.

Nous avons cité de nombreux auteurs, tels que Borelli, Fadda, qui rapaient les granulations.

Bardenheuer se servait d'une curette tranchante.

Les procédés chirurgicaux se modifient toujours.

Sattler préconise le traitement suivant : après anesthésie locale à la cocaïne ou même générale au chloroforme, il retourne complètement les paupières à l'aide d'une pince spéciale ; puis il scarifie l'enveloppe des granulations au moyen d'une aiguille à cataracte et il expulse leur contenu avec une curette fine et tranchante. Après cela, il fait un grand lavage au sublimé à 1/1000.

Manolescu et d'autres chirurgiens ont conseillé un procédé analogue.

Darier (276), qui avait vu opérer Sattler, sectionne d'un coup de ciseaux l'angle externe des paupières pendant l'anesthésie chloroformique. Lorsque la caroncule et la conjonctive bulbaire présentent des granulations, et qu'il y a en même temps pannus de la cornée, cet auteur applique l'écarteur des paupières, tend la conjonctive bulbaire, et brosse la surface ainsi que le pannus en évitant les tissus sains ; la caron-

cule peut être excisée. On procède alors au brossage des paupières : celui-ci se pratique avec une brosse à dents petite, à
crins durs et courts, scrupuleusement désinfectée dans l'alcool et le sublimé ou le cyanure de mercure à 1 pour 100. Les
paupières étant enroulées au moyen de la pince de Sattler
ou de la pince spéciale de Darier, on pratique d'abord des
scarifications, puis on brosse vigoureusement les surfaces
saignantes avec la brosse trempée dans une solution de sublimé ou de cyanure à 1/500. Les jours suivants, on fait des
lavages antiseptiques.

Le brossage, procédé de Darier, a été recommandé surtout par Abadie (277) et par un grand nombre d'auteurs.
Osio (278), en Espagne, Viger (279), en Algérie, l'ont préconisé.

La thèse de Fourrey (280), dont l'idée première est due à
Darier; celle de Labitte (281), inspirée par Trousseau, relatent des observations de cas de conjonctive granuleuse guérie
par le procédé d'Abadie et Darier.

Avant Darier, des moyens analogues ont été employés.

Depuis plusieurs années, M. Truc (282) retire les meilleurs
avantages de ce procédé : après avoir fortement retourné les
paupières avec un écarteur à mains ou une épingle à cheveux
coudée, on pratique des scarifications plus ou moins profondes,
le raclage avec un cristal de cuivre, d'alun, le dos du scarificateur ou une spatule, enfin le frottage au sublimé à 1/1000.

Peounoff (283) raclait les surfaces granuleuses, et faisait
après des pulvérisations de sublimé à 1/2000.

Wickerkiewicz (284) scarifie et lave les conjonctives avec
une solution de sublimé à 1/5000 ; Venneman, de même (285).

Dransart (286) propose contre les granulations confluentes
des culs-de-sac des injections sous-conjonctivales de sublimé
à 1/1000.

Enfin, cet antiseptique fut employé par Armaignac (287),

dans le traitement du trachome par le tatouage médicamen-
teux : cette opération doit se faire au moyen du faisceau d'ai-
guilles usité pour le tatouage de la cornée. Après avoir humecté
les paupières avec une solution de sublimé à 1/500, on fait
pénétrer ce topique en tatouant fortement les grains trachomateux. Après cela, il est bon de prescrire des lavages au
sublimé ou au pétrole brut. Armaignac, à la suite de ce traitement, communiqua à la Société de médecine de Bordeaux
des résultats heureux.

DEUXIÈME PARTIE

TRAITEMENT RATIONNEL DE L'OPHTALMIE GRANULEUSE

Le nombre considérable des moyens curatifs préconisés contre l'ophtalmie granuleuse nous indique que les auteurs n'ont eu, en général, qu'un seul but : la destruction directe des granulations.

Mais, si l'on observe de près un grand nombre d'ophtalmies granuleuses, on ne tarde pas à voir que la thérapeutique ne peut pas être systématique, uniforme ; celle-ci ne saurait convenir à une affection d'aspect aussi varié. Le traitement doit s'adapter aux indications multiples fournies par l'état gé néra et les formes morbides principales.

CHAPITRE I

Indications du traitement

Au point de vue clinique, nous devons considérer dans le traitement du trachome, les facteurs suivants :

1° L'état général ;

2° Les formes morbides principales ;

3° Les combinaisons morbides ;

4° Les complications.

I. État général. — La spécificité de l'ophtalmie granuleuse, qu'elle soit ou non incontestable à la suite des recherches auxquelles elle a donné lieu, il importe, l'affection établie, de tenir compte du milieu, du terrain morbide.

Après Arlt, Gulz et d'autres, M. le professeur Truc (288), a bien remis en évidence que le véritable terrain du trachome, c'était le lymphatisme.

Cette opinion, soutenue récemment par Ræhlmann, paraissait avoir été peu considérée par les praticiens. Ceux-ci attribuaient le plus grand rôle aux mauvaises conditions hygiéniques et à la misère des classes pauvres.

Dans la région de Montpellier, les sujets qui sont surtout atteints par l'ophtalmie granuleuse sont des débilités à tempérament scrofulo-lymphatique ; et la gravité des lésions oculaires, ayant pour origine le trachome, semble être en rapport avec le degré du lymphatisme.

Le lymphatisme semble donc bien être le véritable milieu d'élection de l'ophtalmie granuleuse.

II. Formes morbides principales. — A la suite de nombreuses observations, M. le professeur Truc (289) a pu rattacher cliniquement toutes les variétés d'ophtalmie granuleuse à trois types qu'il a appelés lymphoïdes ou fongoïdes, scléroïdes et fibroïdes.

Les formes lymphoïdes et scléroïdes sont particulièrement sous la dépendance du lymphatisme.

La granulation lymphoïde existe surtout chez les enfants, les adolescents et les jeunes femmes anémiques.

La granulation scléroïde se développe chez les grands adolescents, les femmes, les adultes et les vieillards. Ici le tissu cicatriciel a fait place aux grains trachomateux disparus ; c'est la phase ultime de la forme lymphoïde modifiée par le traitement ou l'état général amélioré.

Les complications kératiques se rencontrent généralement dans les cas de trachome lymphoïde ou scléroïde. Mais ici, l'infiltration, l'ulcération, le pannus de la cornée sont alors le fait du lymphatisme seul.

III. COMBINAISONS MORBIDES. — La relation entre l'ophtalmie granuleuse lymphoïde et l'état général scrofulo-lymphatique d'un malade est si étroite qu'il n'est pas rare de voir évoluer en même temps chez ce même malade l'ophtalmie phlycténulaire.

Toutes les deux sont infectieuses et toutes les deux se développent sur un terrain essentiellement lymphatique.

Si les complications cornéennes sont fréquentes et graves dans le trachome lymphoïde, leur fréquence et leur gravité seront encore exagérées par la simultanéité des deux affections.

Celles-ci constituent alors une véritable association morbide que notre maître a appelé « l'ophtalmie granulo-lymphatique ».

Les troubles de l'appareil lacrymal sont d'une fréquence extrême chez les granuleux. Non seulement chez ceux-ci la sécrétion des larmes est normalement augmentée, mais encore les grains trachomateux, envahissant les voies lacrymales, produisent bientôt leur rétrécissement ou leur oblitération complète. Nous sommes ainsi en présence d'une autre combinaison morbide : « l'ophtalmie granulo-lacrymale ».

Enfin on peut observer parfois ces différentes ophtalmies siéger sur le même malade ; c'est alors « l'ophtalmie granulo-lacrymo-phycténulaire ».

IV. COMPLICATIONS. — La tendance du processus granuleux à envahir la conjonctive bulbaire, la cornée, l'iris et les paupières produit ainsi une série de complications dont il faut se préoccuper au point de vue du traitement.

4

Dans certaines variétés de granulations, la cornée, l'iris, sont atteintes rapidement : infiltrations et ulcères kératiques, pannus, iritis, telles sont alors les indications qui nous guideront dans le choix des moyens curatifs.

La muqueuse palpébrale, les cartilages tarses, sous l'influence de la dégénérescence cicatricielle, se rétractent, se recroquevillent : d'où phimosis et entropion avec trichiasis.

Enfin les troubles de l'appareil lacrymal, aboutissant souvent à de graves accidents et parfois au xérosis, seront l'objet d'une surveillance spéciale.

CHAPITRE II

Traitement

D'après les notions générales que nous venons d'exposer rapidement, il ressort que le traitement rationnel de l'ophtalmie granuleuse est essentiellement variable.

Ce traitement doit être médico-chirurgical pour remplir toutes les indications dont il relève. Dans l'exposé des procédés adoptés, nous ne nous attacherons pas à décrire le manuel opératoire, pour ne pas sortir de notre sujet.

Comme nous avons essayé de l'établir, une thérapeutique complète et rationnelle doit comprendre :

1° Le traitement général et l'antisepsie régionale et locale ;

2° Le traitement des diverses formes morbides ;

3° Le traitement des combinaisons morbides ;

4° Le traitement des complications.

I. Traitement général. — Les granuleux sont en général des lymphatiques.

Par conséquent, avant tout, il faudra s'efforcer d'instituer un régime tonique et fortifiant.

Les préparations ferrugineuses phosphatées, arsenicales, l'huile de foie de morue, prescrite à intervalles réguliers et à doses progressives, donneront d'excellents résultats.

L'hydrothérapie, soit sous forme d'affusions, soit sous forme de douches, les bains de mer, en dehors des périodes aigues de l'ophtalmie, seront un adjuvant utile.

Mais il ne faut rien exagérer. On ne doit pas oublier que l'ophtalmie granuleuse, comme l'a bien dit de Wecker, « c'est la maladie des pauvres. »

Lorsque les conditions matérielles du malade le permettront, une bonne alimentation sera ordonnée. De même, pour éloigner toute cause d'irritation provenant des mauvaises conditions hygiéniques qu'impose une existence au milieu de la population agglomérée des grandes villes, le séjour dans un air pur sera recommandé en premier lieu. Le changement de milieu a été reconnu comme exerçant une action heureuse sur la marche de la maladie.

L'altitude, surtout, semble agir favorablement sur le trachome et en diminuer la gravité.

Le traitement local est plus facile à prescrire dans les milieux pauvres de granuleux.

La face, le cuir chevelu, les mains, les ongles doivent être l'objet de soins scrupuleux.

Enfin, tout ce qui a trait à l'hygiène professionnelle ou d'habitation, aux vêtements, au linge, etc., doit attirer l'attention de tout praticien qui désirera éviter toute contamination.

II. Traitement des diverses formes trachomateuses. — Le but poursuivi, c'est l'ablation des granulations, l'expulsion des masses granuleuses.

Le résultat que l'on doit obtenir par tous les moyens qui ont été successivement recommandés, c'est, en somme, l'expression du tissu morbide.

1° *Forme lymphoïde.* — Les amas gélatineux qui caractérisent cette forme seront exprimés facilement après quelques scarifications conjonctivales.

L'expression des masses granuleuses que l'on effectue parfois avec des pinces spéciales, la pince de Knapp ou de Himly, peut se pratiquer simplement avec les ongles, suivant le procédé de Hotz, avec une spatule ou le dos du scarificateur.

Si l'expression ne suffisait pas à chasser les produits morbides, on appliquerait le curettage à travers les incisions linéaires produites par le scarificateur.

Le curettage et le brossage au sublimé, préconisé par Abadie et Darier, est aussi indiqué dans les formes lymphoïdes. Ces auteurs opèrent après avoir fait l'anesthésie générale.

Avant ces derniers, nous avons vu employer une méthode analogue par M. Truc, et les résultats obtenus ont été depuis toujours satisfaisants.

Ce procédé est le suivant :

Après cocaïnisation simple et retournement palpébral complet, on pratique des scarifications, puis on effectue le raclage et l'expression avec le dos du scarificateur, les ongles, ou un cristal d'alun ; enfin on termine par un frottage au sublimé à 1/1000 ou 1/500.

Le frottage ainsi fait est bien moins douloureux que le brossage d'Abadie et Darier ; l'anesthésie générale est, par suite, très rarement nécessaire.

Les malades nombreux que nous avons vu traiter par ce procédé ont éprouvé une amélioration rapide, et ceux qui ont été soumis à des séances répétées ont vu leur affection marcher rapidement vers la guérison.

Dans l'intervalle des séances opératoires, on prescrit une

pommade à la cocaïne, des tampons boriqués chauds et des douches de vapeur oculaires.

2º *Forme scléroïde.* — Dans cette forme, les granulations se présentent isolées, en petits ilots séparés les uns des autres par des bandes de tissu cicatriciel.

Leur ablation devra donc être faite en ne touchant pas aux parties abandonnées par la néoplasie trachomateuse.

Le cuivre, taillé en cristal, agira mécaniquement pour mettre à nu les granulations, pour pratiquer l'expression ou le raclage, et, comme topique énergique, il détruira ensuite les tissus morbides.

Le glycérolé au sulfate de cuivre sera un adjuvant précieux, selon la formule d'Abadie : 1 gramme de sulfate de cuivre pour 8 grammes de vaseline.

Après scarifications des points granuleux, l'expression pourra être effectuée par un curettage suivi d'un frottage au sublimé à 1/500.

Dans les formes lymphoïdes et scléroïdes, les granulations sont parfois confluentes et volumineuses au cul-de-sac supérieur : l'ablation du cul-de-sac supérieur sera alors indiquée.

Mais il faut savoir que cette opération n'est pas une méthode curative complète de l'ophtalmie granuleuse, comme beaucoup d'auteurs l'on pensé. Ce procédé doit être employé au début pour hâter simplement la guérison, ou comme complément du traitement déjà proposé. C'est d'ailleurs ce qui a été établi dans la thèse de Ferrandini, inspirée par M. Truc, et ce qui nous a paru résulter des nombreux cas d'ophtalmie granuleuse que nous avons observé.

3º *Forme fibroïde.* — L'expression des grains trachomateux n'est pas ici aussi facile que dans les formes précédentes. Les granulations fibroïdes sont recouvertes d'une carapace très épaisse.

Pour atteindre la néoplasie, nous attaquerons d'abord sa carapace par des scarifications ou des incisions plus ou moins profondes; dans le même but, on pourra utiliser l'action érosive de l'acide chromique.

La cautérisation ignée à la fine pointe de galvano-cautère nous a paru aussi un moyen très utile pour ponctionner les points granuleux fibroïdes.

Le recouvrement de la granulation étant détruit, l'expulsion des masses morbides sera le résultat d'un raclage énergique avec un cristal de sulfate de cuivre, ou d'un curettage suivi de frottage au sublimé.

Ces traitements, appliqués régulièrement, en tenant compte de l'état général du sujet, des lésions intercurrentes qui se présentaient, nous a permis d'observer des guérisons relativement rapides, lorsque les conditions sociales des malades ne venaient pas en partie compromettre les résultats.

III. TRAITEMENT DES COMBINAISONS MORBIDES. — Dans le choix des divers moyens destructifs des granulations, nous avons dit qu'il fallait se préoccuper des ophtalmies qui peuvent être associées à l'affection principale.

1° *Les lésions de l'ophtalmie lympho-granuleuse* sont très tenaces et méritent toute l'attention du praticien.

Nous ne sommes plus en présence de l'ophtalmie granuleuse proprement dite, ni de ses complications. C'est une nouvelle affection concomitante : il y a bien des granulations, mais il y a aussi l'ophtalmie phlycténulaire, infectieuse comme l'ophtalmie granuleuse, qui doit nous intéresser au même titre que la maladie principale.

Les pommades à la cocaïne, à l'atropine et surtout au précipité jaune seront alors des moyens de thérapeutique excellents.

L'état général du sujet essentiellement lymphatique donnera lieu à toutes les prescriptions qu'il comporte.

La toilette de la face, des mains, des ongles, la destruction des croûtes impétigineuses, enfin une antisepsie rigoureuse régionale et locale seront scrupuleusement observées.

Dans cette association morbide, les sels de cuivre doivent être rejetés d'une façon systématique. Si le cuivre agit contre les granulations, nous avons pu observer ainsi que d'autres, que ce topique produit des accidents graves dans les cas de lésions scrofuleuses. Les tissus lymphatiques mal nourris se laissent facilement attaquer par les caustiques et n'ont aucune tendance à la réparation. Dans ces conditions, le cuivre congestionnant fortement la muqueuse conjonctivale, détermine bientôt, en outre de douleurs violentes, des complications cornéennes fâcheuses.

Donc, avant de traiter un granuleux, nous nous occuperons des lésions scrofuleuses qu'il peut encore présenter en même temps que des granulations.

2° *L'ophtalmie granulo-lacrymale* est une association morbide excessivement fréquente et qu'il faut poursuivre avec persévérance, si l'on ne veut avoir des insuccès.

Le traitement consistera à pratiquer d'abord le cathétérisme méthodique des voies lacrymales, des injections détersives et l'application de sondes à demeure.

Mais il arrive parfois que ces moyens sont insuffisants.

Le larmoiement persiste ; c'est là une condition défavorable à la guérison du trachome. « Le trachome a créé le rétrécissement lacrymal et le rétrécissement entretient le trachome » (Truc). Pour sortir de ce cercle vicieux, il faut rompre l'association morbide. « Il faut, nous dit M. Truc, traiter séparément la sténose de l'ophtalmie granuleuse en commençant par la première, qui, produite par la seconde, la domine bientôt. »

C'est dans ces cas de larmoiement incoërcible que l'ablation

des glandes lacrymales palpébrales ou orbitaires s'impose
(290). Abadie et Truc ont bien démontré cette indication for-
melle de la suppression des états lacrymaux rebelles chez les
granuleux.

Parfois, comme l'a observé M. Truc dans deux cas à la
suite de l'extirpation des glandes lacrymales, survient une
certaine siccité de l'œil, un léger xérosis. La sécheresse de
l'œil peut alors être attribuée à l'envahissement des glandes
accessoires de Krause et de leurs conduits excréteurs par le
processus granuleux.

L'action lubréfiante de ces glandes serait ainsi entravée par
la sclérose des tissus.

Cette infiltration trachomateuse a déjà été indiquée par Baquis (291) pour la glande lacrymale chez les granuleux.

On devra donc tenir compte chez ces derniers de la sclérose
conjonctivale consécutive et des lésions possibles des conduits excréteurs des glandes palpébrales pour éviter la sécheresse de la cornée.

IV. — TRAITEMENT DES COMPLICATIONS. — 1° *Ulcères cor-
néens.* — Observés surtout dans les formes lymphoïdes et
scléroïdes de l'ophtalmie qui nous intéresse, les ulcères de la
cornée devront être une contre-indication de l'emploi des caustiques. Sans écarter cependant tout traitement modificateur
des granulations conjonctivales, on prescrira la cocaïne, l'atropine, les tampons chauds et humides, les douches de vapeur
oculaires.

La cautérisation au fer rouge sera rarement nécessaire.

2° *Iritis.* — Les iritis rebelles aux moyens ordinaires seront
traités par l'iridectomie.

3° *Pannus.* — Le pannus de la cornée, accident fréquent
dans l'ophtalmie granulo-lymphatique, cède en général au
traitement habituel de l'affection principale.

La cauthoplastie sera utile dans les cas de pannus provoqués par le trichiasis.

Si, malgré tout, après avoir supprimé les complications lacrymales, après s'être assuré que la cornée n'est pas irritée par des cils déviés, le pannus persiste, on pourra faire l'abrasion du tissu conjonctival péri-cornéen. La péritomie, pour présenter quelque avantage, doit être large et profonde : elle doit comprendre une couronne de muqueuse de 5 à 6 millimètres, et l'incision doit attteindre profondément jusqu'à la sclérotique.

L'excision du cul-de-sac supérieur sera encore un adjuvant précieux.

4° *Phimosis*. — Cette complication est aussitôt supprimée par une simple canthoplastie, qui aura pour autres avantages de faciliter le traitement ultérieur des granulations et de diminuer la pression des paupières sur le globe.

5° *Blépharospasme*. — Le blépharospasme, si fréquent dans les formes lymphoïdes, sera supprimé par l'anesthésie générale, la dilatation, et dans les cas excessifs par une simple cauthotomie.

6° *Entropion et trichiasis*. — Cette lésion grave, conséquence de la rétraction de la conjonctive, du tarse et de l'atrophie marginale, a été l'objet d'un grand nombre de procédés opératoires.

Dans les cas d'entropions légers, la cautérisation linéaire et profonde de la paupière au thermocautère, après section cutanée du bord marginal, est un moyen suffisant.

Mais le procédé de choix est celui de Junge ou la tarso-marginoplastie.

Cette opération est rationnelle, car elle remplit les deux indications principales : le redressement du cartilage tarse et la reconstitution du bord marginal.

De plus, la guérison paraît définitive, lors même que la conjonctivite granuleuse continue à évoluer, comme l'ont démontré récemment les Drs Truc et Villard (292) dans un mémoire publié dans les *Annales d'oculistique.*

7° *État lacrymal.* — Les complications de cette nature sont amendées ou supprimées par le cathétérisme des voies lacrymales, les injections astringentes, les sondes à demeure, et dans les cas rebelles, par l'ablation des glandes lacrymales palpébrales ou orbitaires.

8° *Xérosis.* — La sécheresse du globe ou xérosis s'observe dans les cas extrêmes de l'ophtalmie granuleuse.

Cette complication grave implique de simples moyens palliatifs: les lotions de lait répétées, les onctions à la glycérine destinées à lubréfier le globe sont encore ce qu'il y a de plus recommandable.

APPENDICE

Après avoir ainsi exposé un aperçu du traitement de l'ophtalmie granuleuse, tel que nous le comprenons, il est bon d'envisager cette question à un autre point de vue tout particulier.

Les malades peuvent être rangés, quant à leur état social, dans des catégories différentes.

Et d'abord, il faut distinguer ceux à qui leur situation matérielle, les avantages de la fortune permettent de suivre toutes les prescriptions du médecin.

Ceux-ci, se trouvant dans des conditions exceptionnelles, pourront voir l'affection, dont ils se plaignent, s'amender et disparaître assez rapidement. Dans ce cas, nous appliquerons inclusivement les moyens curatifs qui nous sembleront indiqués.

Puis, les ouvriers et les malheureux, qui doivent pourvoir en quelque sorte au jour le jour à leurs besoins et à ceux de leur famille, forment la catégorie la plus importante de la population trachomateuse.

Leur situation pénible nous impose des règles spéciales à suivre dans leur intérêt.

Les deux moyens qui leur sont offerts sont :

1° L'hospitalisation ;

2° Les soins donnés dans les polycliniques.

Il est entendu que, pour ces malades, l'hospitalisation s'impose dans les cas d'ophtalmie granuleuse aiguë.

Dans l'ophtalmie chronique, l'hospitalisation est pour eux très rarement possible : la longue durée de l'affection, le chômage indispensable ne permettent pas aux malades pauvres de se livrer à des soins nécessaires pendant une période de temps relativement considérable.

C'est alors que nous devons comprendre la systématisation d'un traitement méthodique et régulier dans les cliniques externes.

Les procédés intensifs seront repoussés : les congestions conjonctivales, les douleurs, la photophobie qui en résultent empêcheraient certainement le patient de se livrer à ses occupations habituelles.

A la Clinique externe de Montpellier, les granuleux chroniques sont soumis à une thérapeutique peu énergique et régulière qui ne les oblige pas à écarter tout travail.

Les scarifications superficielles, les frottages avec des tampons d'ouate imbibés de sublimé à 1/1000 ou 1/500, sont les moyens généralement appliqués.

Cette intervention légère est renouvelée tous les deux jours. Dans l'intervalle, on prescrit aux malades, la plupart des lymphatiques, des pommades au précipité jaune, à la cocaïne et des lavages boriqués.

On leur conseillera tous les soins relatifs à leur état général. La toilette et l'antisepsie régionale et locale devront être scrupuleusement observées.

La durée du traitement est longue, il faut l'avouer. On doit prendre et reprendre sans cesse les granuleux, modifier constamment les procédés à suivre et ne pas compter avec le temps. Il sera possible alors de constater que la guérison, quoique éloignée, n'en est pas moins certaine.

RÉSUMÉ ET CONCLUSIONS

L'historique du traitement de l'ophtalmie granuleuse nous montre que la thérapeutique de cette affection est une des questions les plus complexes de l'ophtalmologie.

Le nombre des moyens appliqués contre le trachome est considérable. Mais il ressort de l'étude que nous avons entreprise, que les procédés préconisés aux différentes époques ne sont souvent qu'une rénovation des méthodes anciennes, plus ou moins modifiées.

Les topiques médicaux recommandés étaient jadis fort usités : les sels de cuivre, de plomb, de zinc, etc., faisaient partie des préparations anciennes.

Le traitement chirurgical rappelle les diverses méthodes employées aux temps les plus reculés ; elles ont été simplement et successivement tirées de l'oubli par les auteurs préoccupés du traitement des granulations.

Les considérations émises dans la deuxième partie de notre thèse nous permettent d'exposer les conclusions suivantes :

La thérapeutique de l'ophtalmie granuleuse est essentiellement variable ; elle doit s'adapter aux indications multiples fournies par l'état général, les formes, les complications morbides de l'affection. « Il n'y a pas que des granulations, il y a surtout des granuleux. » (Truc.)

Le traitement sera général et local, médical et chirurgical.

Le traitement général s'adresse au lymphatisme, véritable

terrain de l'ophtalmie granuleuse : l'huile de foie de morue, les préparations ferrugineuses, phosphatées, arsenicales, l'hydrothérapie, seront alors indiquées.

Au point de vue de l'antisepsie générale, on devra surveiller la toilette complète ; la face, les mains, les ongles, les cheveux, etc., les vêtements, le linge, feront l'objet de soins scrupuleux de propreté.

Le traitement médical sera destiné à modifier les différentes formes trachomateuses, à combattre les lésions oculaires. Les différents topiques médicaux, les antiseptiques recommandés seront choisis avec discernement, afin de remplir les indications de la forme, de la lésion que présente le sujet granuleux.

Le traitement chirurgical visera la destruction des granulations et la suppression des complications.

Les moyens chirurgicaux ont en somme pour but l'expulsion, l'expression des masses granuleuses : celle-ci pourra se pratiquer au moyen des procédés différents que nous avons déjà énumérés.

Quant aux complications, le choix du procédé découlera de la gravité de la lésion, et on tiendra compte aussi des affections concomitantes.

INDEX BIBLIOGRAPHIQUE

1. TROUSSEAU. — Union médicale, n° 981, 1889.
2. SICHEL. — Cinq cachets inédits de médecins oculistes romains, 1845.
3. FURNARI. — Voyage médical dans l'Afrique septentrionale. Paris, 1845.
4. GUILLEMEAU. — Tr. des mal. de l'œil qui sont au nombre de cent treize auxquelles il est sujet, ch. VII, 1585.
5. JÆGER. — L'ophtalmie égyptienne. Vienne, 1840.
6. HOCKEN. — Ann. d'oc., t. XIV, 1845.
7. MAGAZINER. — Ann. d'oc., t. XV, 1846.
8. SCHMALZ. — Ann. d'oc., t. XVI, 1846.
9. BORLÉE. — Ann. d'oc., t. XXI, 1849.
10. ANSIAUX. — Ann. d'oc., t. XXIII, 1850.
11. MACKENZIE. — Maladies de l'œil., t. I, p. 696, 1856.
12. WARLOMONT. — Ann. d'oc., t. LI, 1864.
13. ABADIE. — Ann. d'oc., t. LXXXXVIII, 1887.
14. COLLACHE. — Thèse de Paris, 1883.
15. PANAS. — J. de méd. et de chir. prat., p. 265, 1880.
16. CHRISTOFF. — Soc. franc. d'oph., t. CVII, n° 56, 1892.
17. MAÎTRE-JAN. — Maladies de l'œil, ch. XVII, 1722.
18. SAINT-YVES. — Maladies des yeux, ch. VII, p. 96, 1736.
19. SCARPA. — Nouv. dict. de méd. et de chir. prat., t. III, p. 83.
20. FALLOT. — Ann. d'oc., t. I, 1838.
21. BURCKARD-EBLE. — Ann. d'oc., t. I, 1838.
22. FIERENS. — Ann. d'oc., t. I, 1838.
23. LOISEAU. — Ann. d'oc., t. IV, 1840.
24. DECONDÉ. — Ann. d'oc., t. IV, 1840.
25. SNABILIÉ. — Ann. d'oc., t. XIV, 1845.

26. KERST. — Ann. d'oc., t. XIV, 1845.

27. MÜLLER. — Ann. d'oc., t. XIV, 1845.

28. Serv. de santé milit. d'Espagne (Ann. d'oc., t. XIV, 1845).

29. STEINBERG. — Ann. d'oc., t. XIX, 1848.

30. GRÆFE. — Archiv. für opht., t. I, p. 199, 1854.

31. DESMARRES. — Maladies des yeux, p. 225, 1847.

32. CUNIER. — Ann. d'oc., t. I, 1838.

33. GOUZÉE. — Ann. d'oc., t. I, 1838.

34. WEISS. — Ann. d'oc., t. I, 1838.

35. DESMARRES. — Ann. d'oc. t. VII, 1842.

36. FROMONT. — Ann. d'oc., t. XX, 1848.

37. GUYON. — Gaz. méd. de Paris, n° 49, 1838.

38. VALLEZ. — Ann. d'oc., t. XVI. 1846.

39. DESMARRES. — Ann. d'oc. et de gynéc., p. 231, 1839.

40. BUYS. — Ann. d'oc. et de gynéc., t. II, 1840.

41. TITTMANN. — Von den topischen. Arzneymitteln gegen Augen-
    krankheiten. Dresden, 1804.

42. BUYS. — Ann. d'oc., t. XXII, 1849.

43. VAN LIL. — Ann. d'oc., t. XXII, 1849.

44. CUNIER. — Ann. d'oc., t. XXI, 1849.

45. ROZA. — Ann. d'oc., t. XXIII, 1850.

46. ANSIAUX. — Ann. d'oc., t. XXIII, 1850.

47. BOGEMAN. — Ann. d'oc., t. XXIII, 1850.

48. MEYNE. — Ann. d'oc., t. XXXII, 1854.

49. MACKENZIE. — Tr. pr. des mal. de l'œil, t. I, p. 695, 1856.

50. GOUZÉE. — Ann. d'oc., t. XXIII, 1850.

51. DEVAL. — Tr. th. et prat. des mal. des yeux, p. 149, 1862.

52. HAIRION. — Ann. d'oc., t. XXIII, 1850.

53. — Mém. sur les affections phys. et thérap. du tannin (Louvain,
    1850).

54. CAMBRELIN. — Ann. d'oc., t. XXIV, 1850.

55. DECHANGE. — Ann. d'oc., t. XXIV, 1850.

56. CUNIER. — Ann. d'oc., t. XXIV, 1850.

57. FOUCHER. — Tr. Deval. Maladies des yeux, p. 154, 1862.

58. JACQUELART. — Ann. d'oc., t. III, 1840.

59. CARRON DU VILLARDS. — Ann. d'oc., t. XII, 1845.

60. MAGAZINER. — Ann. d'oc., t. XV, 1846.

61. HAIRION. — Ann. d'oc., t. XXXIX, 1858.

62. SERRES. — Ann. d'oc.; t. LVI, 1866.

63. DESORMES. — Nature et traitement de la conj. granuleuse. Paris, 1886.

64. DABIER. — Congr. d'opht. de Paris, 1886.

65. FROMONT. — Ann. d'oc., t. XIX, 1848.

66. ABEILLE. — Ann. d'oc., t. XXXIV, 1851.

67. CRAINICEAU. — Congr. de Heidelberg, août 1892.

68. NIEZNAMOFF. — Wratch., n° 47, 1895.

69. WALKER. — Edinb. med. and surg. journ., p. 1, 1811.

70. JÆGER. — Hamilton. London Edinb. journ. of med. sciences, 1845.

71. PIRINGER. — Die Blennorrhæ am. Menschenauge. Prague, 1851-68.

72. BADER. — Ann. d'oc., t. XXXIII, 1857.

73. WARLOMONT. — Ann. d'oc., t. XXX, 1852.

74. BRIÈRE. — Bull. de thérap., Paris, 1873.

75. PONCET. — Arch. d'opht., t. I, p. 213, 1881.

76. DUJARDIN. — J. des sc. méd. de Lille, 1882.

77. WECKER (De). — Ann. d'oc., juillet-août 1882.

78. MOURA-BRAZIL. — Ann. d'oc., novembre-décembre 1882.

79. WARLOMONT. — Ann. d'oc., t. LXXXIX, 1883.

80. ALCON. — El genio medico-quirurgico, mars 1883.

81. SIMI. — Bollet. d'oc., Ann. v, janvier 1883.

82. PONTI. — Bollet. d'oc., Ann. v, mars 1883.

83. PAGGI. — Bollet. d'oc., Ann. v, février 1883.

84. MAZZA. — Ann. di oftalmologia, An. XI, fasc. VI, 1883.

85. MANFREDI. — Communicazione fatta alla R. Acad. de Scienze, 17 Guigno 1883.

86. BRAILEY. — Brit. med. journ., 19 mai 1883.

87. SMITH. — The medical age, octobre 1883.

88. COPPEZ. — Soc. fr. d'opht., t. IV, p. 155, 1884.

89. GILLET DE GRANDMONT. — Ann. d'oc., t. LXXXIX, 1883.

90. BERNARD. — Thèse de Toulouse, 1883.

91. CARETTE. — Thèse de Paris, 1883.

92. CHAUZEIX. — Thèse de Paris, 1883.

93. MOYNE. — Bollet. d'oc. An. v, n° 6, fév. 1883.

94. DENEFFE. — Ann. d'oc., t. LXXXIX, 1883.

95. LAINATI et NICOLLINI. — Bollet d'oc., An. v, n° 9, mai 1883.

96. Osio.— El siglo medico, avril 1883, et la Crónica oftalmologica, mai 1883.

97. Voissius. — Archiv. für. opht., t XXIX, A. I, p. 307, 1883.

98. Terrier. — Soc. de chirurgie, 13 décembre 1882.

99. Galezowski et Parisotti. — Rec. d'opht. juillet 1883.

100. Bordet. — Thèse de Lyon, 1883.

101. Adamuck. — Wratch., t. IV, 1883.

102. Fortunati. — Bollet d'oc., An. V, n° 6, 1883.

103. Howe. — The Buffalo med. et surg. journal, 1883.

104. Sattler.— Soc. fr. d'opht., Congrès 1884.

105. Badal. — Rec. d'opht., p. 437, 1883.

106. Théron. — Thèse de Montpellier, 1884.

107. Guébal. — Thèse de Nancy, 1885.

108. Gastaldo. — El genio medico-quirurgico, août 1883.

109. Diez. — La oftalmologia practica, janvier 1883.

110. Gras Fortuny. — La oftalmologia practica, mars 1883.

111. Grasselli. — Gaz. med. ital. Lomb., 1886.

112. Scellingo. — Boll. d'oc., An. V., n° 9, 1883.

113. Luigi Ferri. — Boll. d'oc., An. V, n° 10, 1883.

114. Calafato. — Ann. di oftalmologia, An. XXII, fasc. 2-3., 1894.

115. Webster. — Medical Record, 14 février 1885.

116. Connor. — Detroit Lancet, sept, 1885.

117. Hippel.— Von Graefe's Archiv., t. XXIX, fasc. I, 1884.

118. Knapp. — Archiv. für Augenh., B. XIV. H., 1886.

119. Pagentescher. — Klin. Monatsbl., p. 102, 1889.

120. Gunning. — Klin. Monatsbl., 1889.

121. Corréa de Billencourt.— Broch., Rio, Janeiro, 1889.

122. Emerson. — Soc. med. de l'Etat de New-York, 17 févr. 1893.

123. Sédan. — Rec. d'opht., juin 1883.

124. Lainey. — Bull. de la Soc. méd. de Rouen, p. 27, 1887.

125. Dujardin. — Rev. clin. d'oc., mars 1886.

126. Bountah. — Rec. d'opht., nov. 1895.

127. Arnauts. — Ann. d'oc., t. 101, 1889.

128. Dujardin. — Rec. d'opht., janvier 1884.

129. De Lapersonne. — Bull. med. du Nord, février 1889.

130. Rosmini. — Rapport à l'Institut opht. de Milan, 1887.

131. Reich.— West. opht., nov. déc. 1884.

132. Kianitzine. — Wöienno med. journ., nov. 1884.

133. ZAVADSKI. — C. R. des séances des méd. de l'hop. de Koursk, 1885.

134. KEIRNETH SCOTT.— Soc. opht. du Roy.-Uni, juillet 1891.

135. SIKLOSSY. — Cong. des méd. et nat. hongrois, 1894.

136. KEINING. — Sem. méd., 28 octobre 1890.

137. GROULÉE. — Ann. d'oc., t. LXXVII, 1877.

138. RISLEY. — Ann. d'oc., t. LXXVIII, 1877.

139. TSCHEPKINE. — Wratch, 1886.

140. MICHEL. — Thèse de Paris, 1880.

141. LOURGUETTE. — Thèse de Paris, 1882.

142. BRETTAUER. — Cong. de Heidelberg, 1881.

143. SCHŒFER. — Rev. gén. d'opht., p. 43, 1883.

144. GROSSMANN et SNEEL. — Ophtalmic review, octobre 1882.

145. SELITSKY. — Medicinsky Westnick, nos 17, 18, 1883.

146. TEKOUTIEW. — C. R. de la Soc. des méd. du Caucase, n° 18, 1885.

147. RADCLYFFE HALL. — Ann. d'oc., t. XVII, 1847.

148. CLAY VALLACE. — Ann. d'oc., t. XXI, 1849.

149. HAYS. — Ann. d'oc., t. XXI, 1849.

150. ROBERT. — Ann. d'oc., t. XXIX, 1848.

151. STEINBERG. — Ann. d'oc., t. XXIX, 1848.

152. CHASSAIGNAC. — Lancet, june 7, p. 654, 1845.

153. FOLLIN. — Ann. d'oc., 1856.

154. POPE. — Ann. d'oc.. t. LXVII, 1872.

155. HIRSCHMANN. — Ann. d'oc., t. LXXVII, 1877.

156. RUVIOLI. — Ann. d'oc., t. LXXIX, 1878.

157. BRINSLEY NICHOLSON. — Med. Times, vol. II, p. 516.

158. SANTOS FERNANDEZ. — Archiv of ophtalmology, juillet 1891.

159. HODGES. — Opht. Record, septembre 1891.

160. CHISHOLM. — Ann. d'oc., t. LXXI, 1874.

161. KOLTCHEWSKI. — Wratch, n° 9, 1885.

162. ARSITIDIISKY. — Rouskaïa med., n° 47, 1884.

163. LYDSTON. — Cong. de l'Assoc. med. Americ., juin 1893.

164. LEGROS. — Presse méd. belge, CVIII, p. 239, 1892.

165. DUBAR. — Thèse de Paris, 1894.

166. VIAN. — Rec. d'opht., août 1894.

167. VALUDE. — Ann. d'oc., juillet 1893.

168. GUAITA — La Sperimentale, n° 33, 1896.

169. Sichel. — Ann. d'oc., t. xlii, 1861.

170. Anagnostakis. — Ann. d'oc., t. lxviii, 1873.

171. Œuvres complètes d'Hippocrate, éd. Littré, t. ix, p. 157, 1861.

172. Œuvres complètes d'Hippocrate, éd. Littré, t. ix, p. 159, 1861.

173. Fano. — Maladies des yeux, t. i, p. 537, 1866.

174. Galeni. — Hippocratis épidem ii et Galeni in illum Comment. ii,
cap. iv. Ed. Kühn; vol. xvii, p. 901.

175. La chirurgie de maître Yperman (1295-1351), ch. xix, p. 207
et 268.

176. Guérin. — Maladies des yeux, p. 47, 1773.

177. Lutens. — Ann. d'oc., t. i, 1838.

178. Sotteau. — Soc. de méd. de Gand, 7 août 1838.

179. Chizelle. — Soc. de méd. de Gand, 7 août 1838.

180. Gouzée. — Ann. d'oc., t. i, 1838.

181. Cunier. — Ann. d'oc., t. v, 1841.

182. Weiss. — Ann. d'oc., t. i, 1838.

183. Jæger. — L'Ophtalmie égyptienne. Vienne, 1840.

184. Placido Portal. — An. d'oc., t. x, 1843.

185. Sérapio Escolar. — An. d'oc., t. xiii, 1845.

186. Schmalz. — An. d'oc., t. xvi, 1846.

187. Desmarres. — Traité des mal. des yeux, p. 224, 1847.

188. Hocken. — An. d'oc., t. xiv, 1845.

189. Stockes. — An. d'oc., t. lvi, 1866.

190. Boissonneau. — Deval. Maladies des yeux, p. 240, 1862.

191. Mariano. — An. d'oc., t. li, 1864.

192. Borelli. — Cong. opht., p. 49, 1862.

193. Paoli. — An. d'oc., t. lxv, 1871.

194. Fadda. — An. d'oc., t. lxv, 1871.

195. Quaglino. — An. d'oc., t. lxxxii, 1879.

196. Brière. — An. d'oc., t. lxxxi, 1879.

197. Cellier. — Bol. med. nav. San Fernando, p. 254, 1879.

198. Mackenzie. — Tr. pr. des mal. des yeux, t. i, p. 694, 1854.

199. Preuss. — Berl. Klin. Wochens., p. 446, 1869.

200. Coursserant. — Cong. d'opht., 1862.

201. Fano. — Maladies des yeux, t. i, p. 540, 1866.

202. Galezowski. — Maladies des yeux, p. 222, 1875.

203. Abadie. — Maladies des yeux, t. i, p. 141, 1876.

204. Benedict. — Handb. der prack. Augenh. Leipzig, t. i, 1822.

205. GALEZOWSKI. — Rec. d'opht., p. 143, 1874.

206. TERRIER. — Rapport Soc. de chir., 4 décembre 1878.

207. GIFFO. — Rec. d'opht., p. 607, 1879.

208. BRACHET. — Rec. d'opht., janvier 1882.

209. PARISOTTI. — Rec. d'opht., mai-juin 1862.

210. WOUCKCHEVITCH. — Rec. d'opht., 1884.

211. — Thèse de Paris, 1884.

212. HEISSRATH. — Klin. Woch., Berlin, 1882.

213. SANTOS FERNANDEZ. — Clin. de enfermed de l. ojos, 1879.

214. AGUILAR BLANCH. — Rev. de ciencias medicas, mars 1882.

215. SCHNELLER. — Albr. v. Gr. Arch. für opht., t. xxx, fas. 4, 1882.

216. RICHTER. — Albr. v. Gr. Archiv. für opht., 1884.

217. JACOBSON et VOSSIUS. — Cong. de Heidelberg. 1885.

218. PEOUNOFF. — West. d'opht. Russe, 1888.

219. ZIEMINSKI. — Przyglad lekarskie, nos 42, 43, 44, 1889.

220. FERRANDINI. — Thèse de Montpellier, 1891.

221. TREITEL. — Thérap. Monats., 1889.

222. NOISZEWSKI. — Norwing Lekarskie, n° 1, 1890.

223. FERRANDINI. — Thèse de Montpellier, 1891.

224. CHODIN. — West. opht., mars-avril 1890.

225. KUCHLER. — Cong. opht. de Bruxelles, 1857.

226. CRITCHETT. — Soc. de méd. du Roy.-Uni., 1880.

227. PROUFF. — Soc. fr. d'opht., 1886.

228. ROCHER. — Thèse de Paris, 1890.

229. CUIGNET. — Opht. d'Algérie, p. 214, 2e partie, 1872.

230. TASTOT. — Rec. d'opht., p. 123, 1880.

231. HOTZ. — Arch. für Augenh. Bd. vi., H. 2, 1886.

232. WADSINSKI — Rousskaïa med., n° 39-42. 1887.

233. PEOUNOFF. — West. d'opht. russe, janvier 1888.

234. KRAMSZTYK. — Przygald lekarskie, 31-38, 1888.

235. SMITH. — Opht. Record., août 1891.

236. BLANC. — La Clinique, p. 401, 1890.

237. KNAPP. — Cong. de Wasinghton, septembre 1891.

238. JITTA. — Cong. d'Amsterdam, décembre 1892.

239. WESTHOFF. — Cong. d'Amsterdam, décembre 1892.

240. JŒSCHE. — An. of. opht. and ottol., 1892.

241. SIDNEY STEPHENSON. — Cong. de Nottingham, juillet 1892.

242. STRANGWAYS. — Opht. record., avril 1892.

243. SCHRŒDER. — 5° Cong. des méd. russes, St-Pétersbourg, 1893-94.

244. STEINER. — Tijdschrift von New-India, décembre 1893.

245. COSTOMYRIS et VIGNES. — Cong. d'opht. de Paris, 1888.

246. LANDOLT. — Bull, et mém. de la Soc. fr. d'opht., p. 205, 1888.

247. PANAS. — Union médicale, n° 149, 1887.

248. RHŒMER. — Rev. méd. de l'Est, n° 9, 1889.

249. LEVEQUE-LACROIX. — Thèse de Paris, 1889.

250. KERMAREC. — Thèse de Nancy, 1889.

251. ASLENGO. — Bollet. d'oculistica, n° 42, 1890.

252. ELIASBERG. — Gaz. méd. d'Orient, 17 septembre 1891.

253. GUNZBURG. — Westn. opht., mars-avril 1892.

254. DELAGENIÈRE. — Arch. d'opht., 1889.

255. DUPONT. — Thèse de Paris, 1891.

256. JOHNSON. — Archiv. of opht, 19, 2 et 3, 1889.

257. DEHENNE. — Rev. d'oc., n° 6, 1884.

258. CLAIRBONE. — Annali of opht. and otology, 1892.

259. PANAS. — Maladies des yeux, t. II, p. 235, 1894.

260. RODOLFI. — An. d'oc., t. LXVI, 1871.

261. CADÉI. — An. d'oc., t. LXVI, 1871.

262. PANSIER. — Tr. d'électroth. ocul., Paris, éd. 1896.

263. SAMELSOHN. — Knapp et Moos Arch. für Aug. und Ohren., III, 125, 1872.

264. HIRSCHMANN. — An. d'oc., t. LXXVII, 1875.

265. BERTHOLD. — Klin. Woch., 1882, et Soc. méd. de Königsberg, 1882.

266. SIMPSON. — Edimb. med., 8 avril 1883.

267. UNTERHARSNCHEIDT. — Klin. Monastbl. für Aug., 1883.

268. WICHERKIEWICZ. — Cong. de Copenhague, août 1884.

269. JOHNSON. — Arch. of opht., 19, 2 et 3, 1889.

270. FIEUZAL. — Bullet. des Quinze-Vingts, p. 155, 1887.

271. REICH. — Klin. m. Bl., p. 56, 1888.

272. OMBINI. — Gaz. med. ital., 1877.

273. MALGAT. — Rec. d'opht., février 1895.

274. PANSIER. — Tr. d'électroth. ocul., 344-345, 1896.

275. MORTON. — Americ. electro-ther. assoc., 26 septembre 1894.

276. DARIER. — Soc. d'opht. de Paris, 1891.

277. ABADIE. — Acad. de méd., août 1891.

278. OSIO. — Cong. méd. d'Espagne, juillet 1891.

279. VIGER. — Ann. d'oc., t. CVIII, 1892.

280. FOURREY. — Thèse de Paris, 1892.

281. LABITTE. — Thèse de Paris, 1893.

282. TRUC et VALUDE. — Nouv. élém. d'opht., t. II, p. 162, 1896.

283. PEOUNOFF. — West. d'opht. russe, janvier 1888.

284. WICHERKIEWICZ. — Cong. d'opht. de Paris, 1892.

285. VENNEMAN. — Cong. d'opht. de Paris, 1892.

286. DRANSART. — Soc. fr. d'opht., p. 124, 1892.

287. ARMAIGNAC. — Soc. de méd. de Bordeaux, 1893.

288. TRUC. — Ann. d'oc., t. CVI, 1891.

289. TRUC et VALUDE. — Nouv. élém. d'opht., t. II, p. 153, 1896.

290. TRUC. — Arch. d'opht., 1889.

291. BAQUIS. — Ann. di Ottalmologia, XXIII, fasc. 3, 4, 1895.

292. TRUC et VILLARD. — Ann. d'oc., t. CXVI, 1896.

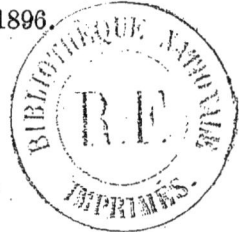

www.ingramcontent.com/pod-product-compliance
Lightning Source LLC
Chambersburg PA
CBHW070859210326
41521CB00010B/2000